MATTHEW JOSAFAT

CRESCERE NELLA FAMIGLIA ITALIANA

Lo sviluppo psico-sessuale del bambino e il ruolo dei genitori
　　　　　Un approccio psicanalitico

traduzione di Laura Zei

Matthew Josafat

Matthew Josafat si è laureato in medicina all'Università di Atene nel 1963 ed ha conseguito la specializzazione in neurologia psichiatrica nel 1967. Si è trasferito a Londra, per approfondire ulteriormente gli studi ove è rimasto per 15 anni. Là, superando esami, ha conseguito diplomi vari in psichiatria e psichiatria infantile (Diploma in medicina psichiatrica, Diploma Superiore in Psichiatria del Collegio degli psichiatri etc..). È divenuto direttore dell'associazione nazionale della salute (Centro psichiatrico infantile e familiare Finchley di Londra). Ha insegnato al centro per le relazioni umane Tawistock e all'Università di Londra (Centro medico post-universitario) in qualità professore associato (Senior Lecturer). Si specializza ufficialmente, con una formazione quinquennale in Psicoterapia Psicanalitica e con una quadriennale in Analisi di gruppo ed in Terapia familiare. Al suo ritorno in Grecia diviene Primario dell'Ospedale di Psichiatria infantile di Attica e fondatore, assieme ad altri dell'Associazione greca di Psicoterapia Psicanalitica, che educa nella Terapia psicanalitica individuale, e l'Associazione greca di terapia di analisi di gruppo e familiare, della quale è Presidente e Direttore del relativo Istituto di formazione. È membro ordinario di molte associazioni scientifiche internazionali ed ha contribuito alla stesura di svariati testi scientifici e di numerosi articoli. È stato invitato come relatore in molti centri all'estero (Università di Oxford, London School of Economics etc.), oltre che in innumerevoli ospedali, centri scientifici a seguito delle conferenze tenute al Teatro Megaron di Atene. È fondatore, assieme ad altri colleghi, dell'Associazione greca di psichiatria infantile, della quale è anche il primo Presidente.

*A mia figlia
che mi ha significativamente
aiutato
nella mia formazione di
padre*

Prologo all'edizione Italiana

Μεγαλώνοντας μέσα στην ελληνική οικογένεια, è un libro nato per il pubblico greco nel 2010, a seguito di una serie di conferenze, tenute dallo psichiatra Matthew Josafat (Ματθαίος Γιωσαφάτ), presso il teatro Megaron Musikis di Atene, con per tema lo sviluppo del bambino, che hanno visto un'affluenza di pubblico strepitosa, dovuta in parte alla semplicità di linguaggio usata per esprimere concetti di natura complessa, in parte al carisma colorito di *humor,* dell'autore.

Il successo del libro, che ha ad oggi raggiunto la ristampa numero 46 e quindi le oltre 400.000 copie venute, e permane *best seller* in Grecia, ha convinto l'autore a curare traduzioni in altre lingue.

Il titolo, alla lettera "Crescere nella famiglia greca", è per volere dell'autore divenuto "Crescere nella famiglia Italiana", visto il valore universale del contenuto e l'esperienza multietnica dello psichiatra; sono quindi state apportate le dovute modifiche solo ove vengono forniti dati o statistiche relative al Paese.

Laura Zei

INTRODUZIONE

Questo piccolo libro deve la sua genesi al cortese invito del direttore delle edizioni "Armos"[1], quando mi ha ospitato e proposto di tenere quattro conferenze sullo sviluppo del bambino e il ruolo dei genitori.

Come è noto, esistono in circolazione numerosi libri su questo tema. Libri che affrontano l'argomento dal punto di vista psicologico, evolutivo; altri dal punto di vista scolastico, altri medico, altri basati su una teoria biologica sia evolutiva che genetica, altri ancora di taglio religioso. Antropologi e sociologi, nonché storici analizzano l'argomento utilizzando le conoscenze delle rispettive scienze.

---

[1] ΑΡΜΟΣ, Editore che ha pubblicato l'originale greco.

Tutte queste scienze e ideologie offrono un'importante comprensione di aspetti dello sviluppo psicologico del bambino. Per questo i consigli che forniscono ai genitori sono spesso giusti, ma di frequente anche sbagliati.

Mi sia permesso parlare un po' della mia esperienza personale. Sappiamo che un bisogno fondamentale dell'uomo è conoscere e comprendere il suo ambiente naturale (cosa che può fare per mezzo delle varie conoscenza scientifiche), ma anche l'ambiente sociale a lui circostante e soprattutto sé stesso. Gli antichi Greci dicevano "γνῶθι σαυτόν" e "βίος μὴ γνωτός οὐ βιοτός", cioè è come se non vivessi se non comprendi te stesso ed il mondo intorno a te. Per quanto mi riguarda, come del resto la maggior parte degli individui, ho tentato di capire sin da molto piccolo, cosa succedeva dentro di me e intorno a me, nella mia famiglia e in un più ampio contesto. Ho iniziato ad apprendere dalla scuola e da libri vari molte cose, ma la maggior parte erano confuse, mi offrivano conoscenze specifiche ma non una visione completa di me stesso e del cosmo.

Durante l'adolescenza questo bisogno crebbe in modo tormentoso fino a prendere una svolta verso lo studio appassionato di testi, soprattutto teorici. La religione all'inizio forniva tutte le risposte, ma in modo dogmatico, senza alcuna verifica o chiarimento. Proseguii con la filosofia, soprattutto quella greca antica, ma anche alcuni pensatori più recenti, quelli che avevano approfondito più di altri il mistero dell'uomo e della sua psiche (Nietzsche, Kierkegaard, Sartre, Schopenhauer, Heidegger etc.). Tutti parlavano, chi più chi meno, dei bambini e del loro sviluppo. Tutti mi hanno dato alcune risposte, tutti contenevano frammenti di saggezza e di comprensione profonda, ma nessuno mi forniva, almeno a me personalmente, uno schema completo e credibile che spiegasse il nostro sviluppo psichico durante l'infanzia. La maggior parte di loro, dagli antichi sino ad oggi, ritenevano che l'infanzia giocasse un ruolo importante nello sviluppo dell'adulto, per alcuni molto importante, per altri meno.

Questo è stato, soprattutto nell'adolescenza, il mio percorso intellettuale per comprendere il mondo e me stesso. Nello stesso momento tuttavia, il mondo sentimentale mi bruciava dentro: chi sono, come mi comporto, perché mi comporto così, emozioni forti d'amore, d'innamoramento, d'amicizia, d'odio...Un amalgama di tutti questi sentimenti spesso contrapposti mi turbava la mente. Esternamente ero un ragazzo normale, tranquillo, un bravo studente, con amici etc..

Il passo successivo e l'improvvisa scoperta sentimentale è stata la letteratura. Ho iniziato a scrivere poesie, brevi opere teatrali, saggi dall'età di 12-13 anni. A poco a poco ho scoperto i libri di letteratura (ci tengo a ricordare che in quell'epoca, nella provincia dove vivevo io, i libri erano rarissimi) che mi hanno fatto comprendere cosa succedeva dentro e intorno a me. Fu così che iniziai a divorare ferocemente tutti i tipi di letteratura, infervorato perché finalmente avevo raggiunto un traguardo e avevo trovato gli aspetti fondamentali della complessione umana.

Fu allora che pubblicai varie poesie, e un giorno, quasi spontaneamente, scrissi una poesia che mi stupì e mi fece riflettere profondamente. La intitolai "I Don Chisciotte". Si riferiva agli uomini dello spirito e ai poeti (e naturalmente a me): ero visibilmente influenzato da Karyotakis[2], che avevo scoperto proprio in quel periodo ed è in un certo qual modo goffa e un po' declamatoria. Non dimenticate che avevo 13-14 anni. Cito di seguito il "sonetto", così lo avevo battezzato:

> *Versi e ancora versi abbiamo decantato*
> *Somma ironia del fato*
> *Per quel che fare non abbiam mai potuto*
> *Per quel che dire non abbiam mai osato.*
>
> *Teniamo in grande considerazione*
> *Che solo noi abbiamo colto il mistero della creazione.*
>
> *E restiamo così fino al nostro ultimo esalare*
> *Dediti ad illusione non trascurare*
> *Tragici eroi sconfitti e ingloriosi*
> *I Don Chisciotte della vita spassosi.*

---

[2] Kostas Karyotakis (1896-1928), poeta greco, famoso per l'uso di temi iconoclastici, fortemente influenzato da espressionismo e surrealismo in pittura.

Iniziai a riflettere sul perché l'avessi scritta e mi resi conto che la convinzione che l'arte potesse spiegare il tutto (come in passato avevo creduto che potessero farlo la religione o la filosofia) era pura fantasia, un'illusione. Erano tutti bisogni e consolazioni degli uomini nel tentativo di comprendere sé stessi, il proprio contesto sociale e il terribile silenzio dell'universo.

Non smisi di leggere letteratura, ma era divenuto ormai un bisogno e un piacere a livello sentimentale, non la spiegazione dell'essenza umana, nonostante inconsapevoli, acute interpretazioni di molti scrittori della psicologia umana.

La fase successiva fu la scienza. Iniziai a leggere biologia e altre scienze naturali. Ormai ero cresciuto, avevo sedici, diciassette anni, e fu lì che trovai nozioni pragmatiche, con dimostrazioni, esperimenti e conoscenze positive e realistiche. Da allora la scienza continua ad essere il mio amore, la compagna ufficiale, mentre la filosofia e la letteratura sono, per così dire, le mie amanti.

Così, invece che filologia, come avevo messo in conto, decisi di studiare medicina e di specializzarmi in psichiatria e psichiatria infantile. A questo punto ebbi un'ulteriore delusione. Vedevo moltissimi bambini e famiglie in ospedali e più tardi nella clinica psichiatrica infantile di cui ero primario, e ancora non mi soddisfacevano le spiegazioni date per la causa dei problemi, e ancora meno le terapie. Proprio allora giunse l'ultima, spero, grande scoperta: la Psicanalisi. Una formazione di moltissimi anni di tirocinio in terapia individuale, di gruppo e psicanalisi familiare, mi aprì finalmente gli occhi e riuscii a scorgere "la vera luce".

Ho scritto questa prolissa introduzione per spiegare che sono stato sempre diffidente, dubitavo di tutto ed ero sempre pronto ad abbandonare una teoria o una pratica se non soddisfaceva il mio razionalismo intellettuale. Così la psicanalisi è entrata nella mia vita da quarantacinque anni. Ho avuto spesso dubbi, ero pronto ad abbandonare la mia nuova "religione", ma vi sono sempre ritornato. Il mondo psichico, inconscio e nascosto che aveva rivelato, forniva una comprensione clamorosa, non solo dello sviluppo psico-sessuale del bambino, ma anche di tutti gli elementi della vita sociale e del percorso storico dell'uomo. La psicanalisi rappresenta una rivoluzione enorme nella storia dello spirito umano, ma non se ne ha ancora la completa consapevolezza ed esistono argomentazioni e resistenze che l'indagine psicanalitica interpreta soddisfacentemente.

La psicanalisi non è una religione, non spiega il tutto, presenta numerosi aspetti oscuri e contrastanti, ma è l'unica teoria e scienza che del comportamento umano spiega le motivazioni, che hanno le radici nel mondo psichico inconscio del neonato, del bambino e dell'adulto. A convincermi in tutti questi anni non sono state tanto le mie letture etc., quanto l'esperienza clinica. Ho fatto analisi a moltissime persone, adulti e bambini, coppie e famiglie per quarantacinque anni. E' dai pazienti stessi che ho capito il senso vero della psicanalisi. In passato i medici non avevano idea di quello che avvenisse nel corpo umano e per questo motivo avevano conoscenze lacunose e superstizioni.

Quando Vesàlio e i primi anatomisti, in segreto all'inizio, sezionavano il corpo umano, ottenevano da questa pratica conoscenze reali. Nello stesso modo i miei pazienti e i miei casi sotto analisi mi hanno aperto gli occhi sulla psicanalisi, nonché la prolungata psicanalisi su me stesso.

Ho accennato all'inizio che esistono moltissimi libri sulla psicologia dei bambini, a cominciare da varie scienze e ideologie: ciò che vi è descritto contiene molte nozioni giuste così come giusti sono i consigli che vengono forniti. A volte tuttavia, né le nozioni né i consigli sono corretti, ma pericolosamente sbagliati. È come se facessero un'operazione chirurgica persone, magari ben intenzionate, che non hanno idea dell'anatomia del corpo umano né delle tecniche chirurgiche.

Per concludere, vorrei sottolineare quanto segue: Quando parlo di psicanalisi, mi riferisco alla moltitudine di nozioni che che essa ha offerto sul mondo interiore inconscio del bambino e dell'uomo. Ciò non significa che facciamo psicanalisi ad ogni bambino con delle difficoltà. La psicanalisi ci aiuta a capire e a utilizzare altre forme di terapia di ispirazione psicanalitica, che di solito sono brevi o interventi di tipo familiare etc..

Vorrei terminare sottolineando di nuovo che senza la conoscenza psicoanalitica è praticamente impossibile capire il senso e le cause delle difficoltà emotive dei bambini. Questa, ovviamente, è la mia convinzione personale, basata non solo sui quarantacinque anni di esperienza clinica, ma anche sul fatto che in tutto questo tempo ho fatto ricorso di tanto in tanto, soprattutto all'inizio, a quasi tutte le altre teorie e tecniche, per essere sicuro, nei limiti del possibile, del fatto che la comprensione psicanalitica è finora la più completa ed efficace, convinzione in effetti confermata in molti casi dai recenti dati forniti dalle scienze neurologiche.

Sono certo che il progresso enorme compiuto dalle scienze (neuropsicologia e neurofisiologia), in collegamento con molte interpretazioni e dati clinici psicanalitici costituiranno la psicologia del prossimo futuro e aiuteranno l'uomo a progredire ancora nella conoscenza dell'avventura umana e del suo destino.

Questo breve libro rappresenta una sintesi, di conoscenza scientifica autorevole (per quanto mi è stato possibile) e di una presentazione di dati semplice e divulgativa, adatta all'ampio pubblico istruito che ha preso parte alle conferenze. È inoltre una sintesi di un discorso scritto e orale, tale da conservare, almeno spero, la vivacità della comunicazione con gli spettatori. Oltre a ciò, sono riportate domande del pubblico e risposte che riproducono in qualche modo l'atmosfera del contatto diretto

PRIMA CONFERENZA

Geni e ambiente o natura e genitori

Scopo essenziale di questi quattro incontri è parlare del ruolo che giocano i genitori nella crescita del figlio. La vita del figlio e il suo cammino verso la maggiore età viene stabilita dalla natura, dall'ereditarietà, cioè dai geni o è il risultato del rapporto avuto con i genitori? È un antico quesito (*nature versus culture,* natura o educazione), al quale credo che oggi si possa rispondere. La risposta è semplice: dipende da entrambi. Ci sono casi in cui i geni giocano un ruolo più importante e altri in cui prevale il comportamento dei genitori. In televisione, in riviste ed in genere nei *media*, circolano teorie e informazioni su quello che dovrebbe essere il comportamento corretto del genitore. Spesso per bocca di "esperti" quali specialisti di igiene mentale, psicologi pediatrici etc, i quali senza avere la benché minima competenza specifica forniscono spesso consigli sbagliati e a volte pericolosi. Le opinioni divergenti dei giornalisti e di tutti questi "esperti", creano nei genitori confusione.

Cercherò pertanto, con l'aiuto delle domande, di presentarvi, nel modo più semplice possibile, ma con validità scientifica, che cosa è fondamentale e certo, almeno per le conoscenze raggiunte sino ad oggi. Vorrei ricordare che la mia collocazione scientifica è essenzialmente psicoanalitica, ma non ignora tutti gli altri approcci. La mia formazione di medico, psichiatra, e psichiatra infantile è essenzialmente organica e copre tutti gli altri approcci. La conoscenza psicanalitica, tuttavia, si raggiunge passando per un altro tipo di formazione, che la maggioranza degli psichiatri pediatrici, psicologi e altri professionisti del settore non hanno. Quindi la maggior parte di quello che vi presenterò è visto da una prospettiva psicanalitica senza tuttavia omettere gli altri approcci nei casi in cui ritengo offrano conoscenze essenziali e comprensione.

È necessario adesso soffermarci brevemente sugli stadi iniziali di sviluppo del bambino dal punto di vista psicosomatico.

L'embrione: *ecce homo*

Oggi abbiamo conoscenze importanti sullo sviluppo psicosessuale del bambino. Negli ultimi cinque, dieci anni abbiamo acquisito nozioni scientifiche fondamentali sulla sua evoluzione psicosomatica e neurologica, soprattutto per quanto riguarda la vita embrionale. In passato sapevamo che sono presenti influenze dal momento del concepimento e durante tutto il periodo della vita embrionale, ma le conoscenze erano scarse e non documentate.

Adesso vedremo come ha inizio quest'avventura umana, che tutti abbiamo vissuto e che è definita dal dipolo vita e morte. Inizia dal concepimento. Il concepimento avviene con l'eros. Compiamo l'atto erotico con gli istinti vitali più generali, cioè con gli istinti puramente sessuali. Psicanaliticamente tuttavia, quando parliamo di eros, ci riferiamo ad una totalità che non include solo il sesso. Sono gli istinti che ci tengono in vita, la sopravvivenza, il bisogno di trovare le condizioni migliori per noi stessi, economiche, psichiche, sentimentali, sessuali. Ad esse si contrappone il termine "morte", che è presente sin dall'inizio della nostra vita. È qualcosa che ci guida al finale dei finali, alla distruzione della vita. In realtà sapete che durante tutta la nostra esistenza, la morte è presente dappertutto: guerre, catastrofi naturali, malattie, mentre l'amore è il bisogno di fare sesso, una famiglia, figli, di essere creativi, di essere occupati e non di lavorare, nel senso di non essere schiavi, di trovare un'occupazione che ci dia soddisfazione, di passarsela il meglio possibile, soprattutto con sé stessi, ma anche con gli altri. Questi sono gli aspetti erotici della vita.

Tutto inizia quando ci innamoriamo. Vedo una donna, la donna vede un uomo, c'è qualcosa che ci trascina l'uno verso l'altra; su come questo avvenga parlerò approfonditamente in un libro sulla sessualità, l'amore e il matrimonio, che uscirà tra pochi mesi. Quando ci innamoriamo, la maggior parte delle volte va a finire che facciamo sesso. Con l'atto sessuale, il materiale genetico maschile, gli spermatozoi, viene deposto nella profondità della vagina. Già lì ha avuto inizio la lotta tra la vita e la morte. Gli spermatozoi sono la vita, la probabilità di creare una nuova esistenza. La morte domina tra i liquidi vaginali della donna. Gli spermatozoi di un rapporto sessuale sono di solito da 30 a 300 milioni, nonostante oggi, dopo Chernobyl, si sia verificata una consistente diminuzione, favorita anche dai cibi di cui ci nutriamo. Qualunque sia il loro numero, vengono per metà circa eliminati dai liquidi vaginali. Quindi il grande nemico della procreazione è la donna stessa. Inconsciamente, s'intende, poiché questo gioco della natura mira alla migliore qualità della nuova esistenza, dal momento che prevalgono gli spermatozoi più forti. Questo concetto darwinìstico della vita lo incontriamo ovunque in medicina.

Nonostante tutto ciò, questi esseri eroici si mettono dunque in marcia per raggiungere il loro obiettivo. Devono passare attraverso le strettoie della cervice dell'utero, strette come i Dardanelli. Lì ne vengono soppressi un gran numero, perché le mucose della cervice hanno qualità diverse da quelle della vagina. L'esercito, così decimato, molto meno della metà, entra nell'utero. Lì si trovano in un altro Mar Nero dove, a causa del liquido uterino, se ne perdono circa i tre quarti. Così rimangono i più forti, i più coraggiosi, i più decisi. Partono per le tube, alla ricerca del vello. Che cos'è? L'ovaio. La donna, forse l'essere più privilegiato della natura, non deve passare per tutto questo. Produce un uovo che va dall'ovaio alla tuba, e gigantesco aspetta, bello e tranquillo, per vedere quale dei promessi sposi sopravviverà. Questo avviene in tutta la natura. Come noto, per la riproduzione degli animali, i maschi di solito si uccidono tra di loro, ha il sopravvento il più forte col quale la femmina si accoppia e si riproduce, trascurando completamente la sorte degli altri. Tutti gli animali sono così. Questo è il progetto della natura che ha per fine la miglior qualità di prole possibile.

Allora, i pochi spermatozoi che hanno raggiunto l'ovaio, si affrettano ora ad entrare; ma è difficile entrare, poiché l'ovaio è circondato da una membrana, robusta come le mura di Troia. Si entra con difficoltà. Serve un assedio. Su di essa, restano uccisi la maggior parte; rimangono uno, due o tre nel caso si abbiano gemelli o casi plurigemellari, di solito uno e non sempre, per questo non si hanno figli ogni volta che si ha un rapporto sessuale. Per altri l'assedio dura dieci anni, come quello di Troia, diciamo, perché l'ovaio non accetta chiunque. D'altronde è così che le donne fanno anche nella vita, anche se si dice che sono gli uomini a scegliere. Le donne scelgono chi vogliono, chi a loro piace e chi darà loro buoni figli. In questo modo, senza rendersene conto, collaborano al grande progetto della natura, in modo automatico, già dalla prima infanzia.

Dunque, dato che qualche spermatozoo perfora la dura membrana dell'ovaio e riesce a penetrare, i materiali genetici si uniscono e ha inizio l'esistenza, comincia l'avventura della nostra vita.

Si moltiplicano, e in breve tempo abbiamo una cosina che vuole mangiare. Che fa? Va nell'utero dove c'è cibo. Scende giù e prova a crearsi un nido tra le pareti dell'utero, ad unirsi ai suoi vasi sanguigni per riuscire a sopravvivere. Lì, di nuovo, la natura implacabile rifiuta tutto ciò che è difficile, confuso, difettoso. È così che abbiamo un aborto spontaneo, un distacco della placenta e cose del genere. Quando finalmente riesce a stabilirsi, inizia l'interazione madre-figlio, figlio e ambiente, l'influenza somatica e psichica, di cui cui oggigiorno si è studiato abbastanza. Dal punto di vista medico, le cose sono più o meno note. Sappiamo che è indispensabile una sana alimentazione della madre, che non fumi, che non faccia uso di droghe, alcool e farmaci, altrimenti il bambino potrebbe essere difettoso. Sappiamo inoltre, per quanto concerne il settore psicologico, che può darsi che la madre soffra d'ansia, cosa che influenza molto il bambino. Verso i due-tre mesi, inizia a formarsi nel bambino un sistema nervoso elementare, più tardi fondamento della vita psichica e mentale. In quel momento l'embrione è suscettibile all'ansia e al fumo, poiché turbano le pulsazioni della madre. Se, a causa dell'ansia si passa da 80 pulsazioni a 100, ciò può influenzare la materia malleabile del sistema nervoso e creare un sistema neurovegetativo sensibile, base della maggior parte dei disturbi psichici futuri. È vero che vi sono anche i geni, ma ora il discorso verte sull'influenza dell'ambiente. A seguito di molte e prolungate ricerche, è emerso quanto sia sensibile il sistema neurovegetativo appena nasce il bambino. Ci sono strumenti specifici che misurano (dalla sensibilità e dall'umidificazione del palmo della mano) le pulsazioni del sistema nervoso dell'embrione. Una ricerca approfondita, condotta in Danimarca, ha rivelato che ansia o altri disturbi psichici delle madri avevano influenzato gli embrioni che erano nati con un sistema neurovegetativo sensibile e si erano sviluppati con molti più problemi rispetto agli altri. Non è colpa della madre, non è colpa del neonato, è la prima reazione all'ambiente. Nel corso della loro vita questi bambini, da adulti, presentavano molti più problemi.

Negli ultimi cinque anni si è constatato che quando la madre è depressa, come molti di noi siamo, questo ha un'influenza sulle rispettive parti del cervello in formazione dell'embrione e in seguito del neonato. In altre parole sono state influenzate le sinapsi di una sezione specifica del lobo temporale analoghe a quelle corrispondenti del cervello della madre. Quindi, la salute mentale della madre è fondamentale. Ad essa può contribuire, per quanto possibile, il marito. Proprio questo voglio mettere a fuoco nel corso delle nostre conferenze: il ruolo dei genitori, da un punto di vista prettamente scientifico, sulla base dall'esperienza che abbiamo e della mia che personalmente lavoro da quarant'anni con le famiglie. Il ruolo del padre, sia ora che in seguito non è quello di pulire il bambino dalla cacca, io sono tra l'altro contrario a questa pratica, nonostante l'abbia fatto con mia figlia, perché questo sapevamo allora. Il babbo moderno teneva il biberon e allattava il figlio. Questa pratica non è particolarmente positiva, talvolta può nuocere. Deve esserci *una* sola persona per queste cose. Il neonato è talmente insicuro, ha una tale paura della morte, che si attacca ad una sola persona. Questo lo sappiamo anche dalla zoologia. Tutti gli animali muoiono se non si attaccano alla madre, se non creano un legame con lei, cosa che avviene attraverso l'odore, il modo in cui li lecca etc..E questo nell'arco di una-due ore. Nel neonato umano servono cinque-sei mesi perché si crei tale legame.

Anche nell'utero l'alimentazione e l'andamento complessivo della vita della donna influiscono. In altre parole, il sesso è permesso, ma non quello intenso, che nuoce al bambino che è dentro l'utero perché può provocargli ansia. Il fatto che gli embrioni soffrano d'ansia è ormai comprovato scientificamente. Sono stati notati mutamenti nel funzionamento del cuore degli embrioni. Ho visto un film girato da un medico, terrorizzante.[3] Avendo po-

---

[3] "The silent scream".

sizionato una videocamera nell'utero, nel corso di un aborto, vediamo la paura dell'embrione nel momento in cui lo strumento del medico, per ucciderlo, si avvicina. Retrocede, cerca di fuggire proprio come facciamo quando la nostra vita è in pericolo. Quindi, dal momento che non possiamo cambiare i nostri geni, proviamo a cambiare un po' l'influenza dell'ambiente.

La mutazione dei geni

Oggi, tuttavia, e mi riferisco agli ultimi tre anni, si è scoperto che i geni cambiano. Sinora pensavamo che non cambiassero affatto. Invece i geni hanno un piccolo cappellino nella parte superiore, che è sensibile alle influenze dell'ambiente, mostra le variazioni del periodo embrionale ed in seguito infantile. Questo può mutare l'influenza dei geni. Attualmente si sta sviluppando questa nuova scienza, l'epigenetica (*Epigenetics*), (è in fase di studio), che cerca di prevenire malattie genetiche. Sinora la medicina ha dovuto affrontare un grosso problema deontologico. Diciamo che uno faccia studiare i genomi del figlio, ne sono stati studiati circa

25.000, per vedere se sulla quarantina sarà colpito da Corea di Hantington, un morbo mortale, se soffrirà di diabete ereditario, se morirà giovane. Vuole saperlo o preferisce ignorarlo? Emergono enormi problemi ti tipo etico. Perché temiamo per il domani-dopodomani "nuovi mondi coraggiosi", come ha detto Huxley. Andrete a cercare lavoro e vi diranno: "porta il certificato genomico", che riporterà che tra cinque anni morirete, e che quindi siete loro inutile; chi vi assumerà? O volete sposarvi e l'uomo o la donna chiede il documento genetico. Perché aver figli con una che morirà tra dieci-quindici anni? Questi sono i problemi della scienza odierna, che nella nostra vita può essere benefattrice o mostro.

Le influenze nella vita dell'embrione, all'interno dell'utero, sono molto importanti. Arriviamo ora al tema della fecondazione artificiale. Oggi, quasi la metà delle gravidanze, anche in Italia, avviene con la fecondazione artificiale, e le cifre vanno aumentando. I centri per la fecondazione assistita erano fino a poco tempo fa pochissimi, ora sono qui quattrocento, e con molte coppie giovani, cosa rara in passato. Dipende dell'atmosfera? Da Chernobyl, i cui effetti ci sono stati tenuti nascosti? Dallo smog che ha fatto passare le sostanze dannose nel terreno e ha condizionato tutti gli alimenti e gli animali che pascolano? Lo stronzio ed altre sostanze durano quattrocento anni prima di scomparire. Quindi chi di noi è stato in contatto...Abbiamo un aumento di casi di cancro. In passato, il tumore alla mammella colpiva donne anziane e piuttosto di rado. Oggi abbiamo la percentuale impressionante di una su sette ed è in aumento, soprattutto tra le donne giovani, 22, 28, 35 anni...È vero che lì, avanza la possibilità di diagnosi: con diagnosi precoce, l'efficacia della terapia sale al 95-97%.

Pertanto abbiamo influenze anche dall'ambiente, oltre a quelle psicologiche e a quelle provenienti dalle peculiarità della madre. L'embrione nell'utero è condizionato dal sangue della madre, il bambino dal cibo, dal latte, dall'aria che respira. Per questo abbiamo l'enorme aumento di incidenza di cancro tra i giovani. Tra gli anziani era comunque alta. Adesso la percentuale è aumentata anche perché viviamo più a lungo.

Il trauma della nascita

Abbiamo parlato delle influenze nella vita embrionale. Da quel momento in poi il feto vive un trauma enorme, quello della nascita. Improvvisamente le sue funzioni cambiano, deve imparare a respirare, prova dolore, soffre, i suoi polmoni che fino a quel momento erano atelectasici hanno difficoltà ad imparare a respirare, non si muovono affatto. Alcuni neonati muoiono in quel momento. Oggi la scienza ha fatto passi in avanti: in passato moriva un neonato su tre, oggi si salvano i bambini e anche le mamme, che anche loro in passato perdevano la vita nella percentuale di una su tre. In aggiunta a quanto detto, il trauma è anche psicologico. Il neonato vive un'ansia impressionante che vediamo dai bambini, ma anche dagli adulti in analisi. Molti hanno rivissuto il dramma della nascita attraverso i sogni. Gli sembrava di essere dentro un cunicolo dove non c'era luce, di affogare. Una ragazza di Londra lo visse di fronte ai miei occhi. Mentre mi raccontava il sogno, iniziò a gridare: "Non posso respirare, salvatemi!". Poco dopo mi si aggrappò addosso fino a quando successe qualcosa e improvvisamente riuscì a calmarsi. Era uscita. Aveva visto la luce alla fine del tunnel.

Per molti feti la vita finiva lì. Vari psicanalisti, come Otto Rank per esempio, ritengono che l'ansia vissuta al momento della nascita determini in gran misura, la tendenza dell'uomo ad avere ansia in seguito. Io e molti altri non crediamo esattamente questo, anche se senza dubbio l'evento gioca un ruolo importante. Oggi sappiamo che l'ansia inizia dalla vita embrionale e dipende dalla vita psichica della madre. La sua vita psichica dipende da vari fattori, ma principalmente dal compagno. L'obiettivo quindi del compagno, sia quando il bambino è ancora un embrione, sia quando nasce è quello di occuparsi della sua donna e di diventare la vera madre della madre. In Italia, sinora ci si arrangiava, perché questo ruolo in genere lo giocava la madre della madre, o talvolta la suocera. Se la donna era tuttavia problematica, il fatto che venisse sua madre ad aiutarla per il bambino, rendeva le cose più difficili, perché se sei problematica, lo sei per via di tua madre. Allora madri e suocere non sono sempre adatte. Ho sentito le cose peggiori, da madri per l'appunto. Un giorno venne da me una ragazza in terapia, che non solo non aveva avuto rapporti sessuali, ma aveva anche un'ansia impressionante che non sapeva da dove provenisse. Chiesi di vedere la madre, la quale mi disse pentita di aver imparato a sua volta dalla madre, ad accendere una fiaccola sotto le gambe divaricate della bambina, quando orinava, per impaurirla così che non lo rifacesse! Il fatto che qualcosa si sia appreso dalla madre, non ne garantisce la correttezza. Se una madre è brava, non farebbe una cosa simile neanche se gliela prescrivesse il medico.

Il ruolo del padre

Questa è a grandi linee l'importanza del padre. Se anche l'uomo è problematico, debole, deprivato dalla propria madre, vede la gravidanza come una minaccia per la sua posizione al fianco della donna, teme che la sua donna non gli dia più importanza, il che è anche la verità...La donna, madre ormai, già dal quarto-quinto mese entra nella fase in cui il neonato è la sua occupazione principale, come sostiene anche un grande psicanalista, Donald Winnicott. Tutta la sua vita e la totalità del suo pensiero ruota attorno a lui, perché altrimenti il bambino non potrebbe sopravvivere. Lo vediamo anche nella natura: le madri per un periodo si dedicano al cucciolo in maniera totale. Quando passa questo periodo, non se ne occupano affatto. Ma fino a quel momento, se provi a sfiorarlo, ti cavano gli occhi. Negli esseri umani dura molto più a lungo. Quanto ai mariti, quelli che hanno avuto problemi con la madre, senza rendersene conto si sentono insicuri: vedono la moglie non interessarsi molto a loro, è sparito anche il sesso che è pur un modo di comunicare; "questa donna mi desidera?" si domandano e che fanno allora? In genere trovano un'altra donna. Abbiamo un consistente aumento dell'infedeltà coniugale da parte degli uomini, quando la donna è ormai molto anziana, ma durante la gravidanza l'aumento è ancora maggiore e aumenta tre volte tanto quando nasce il bambino. Uomini che non avrebbero pensato di tradire la moglie, appena nasce il bambino e la donna gli si dedica, si rendono conto inconsciamente che sono passati in seconda posizione. Se l'uomo è maturo, inizia piano piano ad accettarlo, da bambino diviene a poco a poco padre. La maggior parte purtroppo, quelli che avevano problemi, rimangono bambini, si sentono traditi, non voluti da nessuno, non li vuole la moglie, e quindi, sconsolati, cercano di trovarne un'altra, in modo da essere di nuovo al centro dell'attenzione, perché il piccolo o la piccola è diventato il centro dell'attenzione per la moglie. Ed è giusto che sia così, ma è difficile: tutti gli uomini sono un po' gelosi, specialmente se il rivale è maschio. Lì è una sconfitta sicura. È il nuovo amante della mamma per molti anni. Sono gelosi anche delle figlie, ma meno.

Quando il bambino nasce, inizia l'altro importantissimo periodo della sua vita, del quale finora abbiamo parlato dal punto di vista medico. In seguito vedremo come, psicanaliticamente, si sviluppa l'uomo, come si crea il suo rapporto con l'ambiente, come si crea la sua idea di mondo dentro di lui, la sensazione di sicurezza personale. E' da qui che hanno origine molte malattie psicosomatiche e di altro tipo, difficoltà nel matrimonio, depressioni, sintomi psicologici. Tutte queste cose si basano, in gran percentuale, sul primo anno di vita.

DOMANDA: Ho avuto l'impressione che tutto finisca nel primo anno di vita e che da lì in poi non possiamo correggere niente. La prego, può indicarci, all'interno di questo quadro del percorso di sviluppo del bambino, se possono esserci e quali possono essere le iniziative atte a correggere eventuali manchevolezze del primo anno, e quando il genitore può intervenire?

RISPOSTA: Ho già parlato della vita embrionale: che la donna faccia una vita sana, smetta di fumare, di prender droghe, gli amanti, il sesso selvaggio...Deve mangiare sano. Ho anche detto precedentemente del marito, che stia vicino a sua moglie, che non la tradisca. Sembra buffo, ma molti smettono di interessarsi, diventano aggressivi con le proprie mogli; altri sono più gentili, fanno qualcosa fuori, ma danno anche qualcosa alla propria moglie. Parleremo di cosa è sbagliato nel corso del primo, del secondo e del terzo anno. Ora, la cosa migliore che potete fare è trovarvi una buona mamma. Quando la trovate, non c'è bisogno che facciate nessuna correzione. Perché una buona mamma ha creato una buona condizione per voi. Siete venute su abbastanza normali. Se una donna è abbastanza normale, sceglie un uomo abbastanza normale e maturo. Sei immaturo, immatura? Sicuramente troverai una compagna, un compagno altrettanto immaturi. Queste cose vanno insieme. "*Ὅμοιος ὁμοίῳ ἀεί πελάζει*", ognuno è attratto dal proprio simile, dicevano gli antichi Greci. Tutti cioè scegliamo nel nostro stesso livello di maturità. Quando viene qualcuno a chiedermi consiglio e io lo vedo abbastanza maturo: "Prenditi chi vuoi, so che sceglierai bene." Se vedo che ci sono problemi, non dico, "sposati" o "non sposarti", ma "rimandate un po'", vediamoci qualche altra volta, perché sia loro chiaro in che cosa possono impelagarsi; dopo sono liberi di decidere. Quando il medico ti prescrive di eliminare il sale perché hai la pressione alta, se continui ad usare sale sei tu responsabile delle conseguenze.

Ora, per quanto riguarda la correzione degli errori in seguito: molte madri continuano a fare gli stessi errori anche quando il bambino ha dieci-quindici anni. A Londra venne da me una donna perché vedessi suo figlio. Esco dall'ufficio e vedo una nonna. "È qui per suo nipote?"- Chiedo. "No, per mio figlio". Non vedevo bambini, ma apparve ad un certo punto un figlio sui 55 anni. Fino a 25 anni aveva dormito con la mamma, ma senza far niente di sessuale. Adesso, la madre, ormai di 75-76 anni, diceva: "Ah dottore, se muoio penso che possa entrare una donna nella sua vita..." Dico io: "Ora ci ha pensato, signora mia? Bisognava che lo aveste portato cinquant'anni fa!" Cose di questo tipo continuano. Quando però le conosci, e ami tuo figlio, non puoi continuare.

Un'altra mamma era venuta due anni fa, perché diceva che il figlio soffriva di epilessia. Andava a letto, si metteva un cuscino sotto e soffriva di convulsioni. La madre entrava in camera e lui urlava: "Esci, esci, vengo!" . Il ragazzo si masturbava. Ora come aveva potuto scambiarlo per epilessia? Aveva anche altri problemi, non riusciva a dormire, per esempio. Quando ebbi un'anamnesi più dettagliata, mi raccontò che il marito era marinaio e mancava; lei fino a che il bambino aveva cinque-sei anni, lo prendeva a letto con sé ogni notte, e siccome era freddolosino, le metteva i piedini tra i glutei e le mani nel seno...Disse lei alla fine: "Ha ragione dottore. Ma è un bambino, non si rende conto di queste cose". Come vedremo, invece, i bambini piccoli hanno una sessualità molto forte. Allora le dissi: "Il bambino non soffre di epilessia, questo è sicuro al 100%, ma lo tolga dal suo letto! Capisco che si sente sola. Parli con suo marito e gli dica che così non ce la fa. - (Lui si era adeguato e tornava una volta all'anno)-. Altrimenti lo minacciate". Dopo tre mesi tornò da me e con le lacrime agli occhi mi disse: "Dottore, lei è un Dio!". Aveva messo il marito alle strette, lui ritornava, stavano insieme, il bambino si era calmato, perché quando hai un rapporto di questo tipo con tua madre, hai sensi di colpa. Lui temeva di morire, quando il padre fosse tornato; senza rendersene conto aveva una grande ansia, aveva incubi notturni e si masturbava dalla mattina alla sera. Questo è un esempio di iniziativa correttiva.

DOMANDA: Adesso che ho sentito tutte queste cose che possono succedere ad un embrione, mi domando: non aiuterebbe sapere tutte queste cose prima, che cosa mangiare, che cosa fare etc.? Può darsi che una sia incinta e che abbia problemi incredibili in famiglia, nella vita.

RISPOSTA: Non c'è dubbio che non possiamo sfuggire a tutte le calamità, terremoti, naufragi...ma quando sappiamo qualcosina in più, possiamo meglio salvaguardarci, per quanto possibile. Non esiste nessuno completamente normale, né esiste la madre perfetta. Esiste una buona madre. Ci sono alcune cose dalle quali, in un modo o nell'altro, non possiamo scampare. Non puoi stare per ventiquattr'ore di fila col bambino. Non puoi essere sempre felice e dolce; non può esserlo il marito. Proviamo a mettere dei limiti, affinché il bambino non diventi psicotico, malato, per non pagare alcuni errori per una vita.

DOMANDA: Se è vero che le uniche cellule che non si rinnovano sono quelle del cervello, allora qual'è il ruolo della psicoterapia? Può cambiare qualcosa per i nevrotici e gli psicopatici? Io non ho visto guarire nessun nevrotico né psicopatico, dopo molti anni di psicoterapia.

RISPOSTA: Innanzitutto le cellule nervose si rinnovano, alcuni rinnovamenti ci sono, come apprendiamo da recenti ricerche. Nasciamo con un numero definito di cellule e con queste moriamo, e sin dal primo giorno di vita diminuiscono a poco a poco. Per questo, quando diventiamo anziani, non ci ricordiamo le cose, per esempio. È il logorio fisiologico dovuto all'età.

DOMANDA: Questo vale solo per le cellule cerebrali o in genere?

RISPOSTA: Questo vale solo per le cellule del cervello, le cellule nervose. Le altre si rinnovano. Oggi sappiamo che ci sono casi in cui anche le cellule nervose si rinnovano. Il sistema nervoso non funziona tanto con le cellule, quanto con le sinapsi, i condotti che congiungono le cellule. Sono queste che determinano la nostra vita nervosa e intellettiva. Sono queste che soffrono quando siamo depressi e condizionano anche le sinapsi del neonato, diminuiscono. Le sinapsi sono circa tre trilioni. Sono queste che si logorano.

Per quanto riguarda l'altro punto, a cui ha accennato, le cellule nervose non hanno niente a che fare con la psicosi; le cellule nervose sono colpite da malattie neurologiche. Le malattie psichiche sono una cosa diversa. I nevrotici hanno un cervello perfettamente normale, senza alcun danno, senza parti che non si sono sviluppate, come avviene in un bambino ritardato. I disturbi sono questioni psicologiche. Con una adeguata psicoterapia, la nevrosi è curabile in un'alta percentuale.

DOMANDA: La psicosi?

RISPOSTA: La psicosi molto meno. Perché lì intervengono fattori genetici, dei quali ancora non abbiamo una conoscenza sufficiente. Anche la nevrosi è ereditaria. È quello che dicevo, c'è un'influenza all'interno del sistema nervoso che lo rende sensibile. Se è curabile...Bisogna acquisire una formazione adeguata per diventare psicoterapeuta. Ma se si ha, questo lavoro richiede talento. In molti studiano violino, ma solo pochi diventano grandi violinisti. Lo stesso talento che ti fa essere una buona madre. In ogni caso, con una buona terapia, per molte persone cambia completamente la vita. Tutti migliorano in qualche modo, alcuni molto. È difficile comunque, servono soldi, tempo e il terapeuta giusto.

DOMANDA: Da che età in poi, non va più bene che il bambino dorma con i genitori? Naturalmente non intendo dire la notte, ma occasionalmente, come eccezione, qualche pomeriggio, una domenica.

RISPOSTA: Non volevo impaurirvi. Quello che ho detto è di non permettere al bambino di mettervi i piedi tra le gambe, di palpeggiarvi il seno, che abbia 5 anni o che ne abbia 50. Il bambino stesso capisce che c'è qualcosa che non va, si sente in colpa. Un'altra cosa è portare ogni tanto il bambino a letto con te e tuo marito per giocare, questo è assolutamente normale.

Quando mia figlia aveva due anni e mezzo e stava visibilmente passando per la fase edipica, visto che era innamorata di suo padre, voleva dormire con me ogni notte. Non voleva la madre. Diceva: "Babbo, ho paura!". Ed io: "Va bene, ora verrà la mamma e dormirai". E lei diceva: "No, è te che voglio". Veniva, durante la notte e ce la trovavamo nel letto, in mezzo a noi. Fui costretto a chiudere la porta; veniva col suo piccolo cuscino, e dormiva fuori dalla porta. Aprivo la mattina ed era lì. La domenica, la lasciavamo entrare, giocava un paio d'ore, saltava sul letto.

Questo non significa che uno non possa sfiorare o coccolare il suo bambino. Ma verso i tre-quattro anni bisogna iniziare a dirgli: "Ormai sei diventato grande. Non si tocca il seno della mamma...". In questo modo il bambino passa tutte queste fasi in modo naturale, si innamora della mamma, del babbo e piano piano andrà altrove.

DOMANDA: Mi piace il lavoro che fa con le sue conferenze. L'ho vista anche in televisione, una volta, ma il pubblico era poco numeroso. Scriva libri, passi messaggi alla famiglia! Lavori e condivida il suo lavoro col vasto pubblico. Perché purtroppo altri che si occupano di questi argomenti, oggi, dicono cose scontate. Io sono cresciuto in un'altra epoca, con tanto amore, con rispetto per la parola dei saggi, dei professori...

RISPOSTA: È giusto quello che dice, ma difficile. Per questo tengo conferenze, spero che esca anche un libro che esprima quello che ha detto. Come devono comportarsi i genitori, come possono correggere le cose, per quanto possibile, secondo le conoscenze che abbiamo oggi. Ora in Italia ci si occupa di psicologia umana, fenomeno che presenta anche effetti collaterali, poiché ce n'è un reale bisogno. Quando ho tenuto una conferenza al palazzo della Musica di Atene, ho riempito quattro sale. Yalom aveva 4000 ascoltatori. Significa che il mondo vuole capire e apprendere. Perché la nostra vita psichica non è soltanto conscia, e lo stesso vale per quella somatica. La vita somatica è conscia solo per quel che riguarda ciò che percepiamo con i sensi. Un medico sa che ci sono una quantità enorme di cose dentro di noi che sono inconsce. Mentre state seduti, tutti gli organi compiono migliaia di attività. Queste sono funzioni inconsce. Lo stesso avviene nella nostra vita psichica. Mi permetterete di dubitare che in passato la vita fosse migliore. Forse sono più anziano di voi. Non c'erano allora i presupposti di oggi...Siamo cresciuti tutti nella "santa famiglia". Oggi la famiglia è molto, molto meglio di allora. Lo affermo anche in un mio articolo, che è stato incluso in un libro "La crisi della famiglia"[4], così come i matrimoni sono migliori.

DOMANDA: C'è maggiore sincerità?

RISPOSTA: Sia maggiore sincerità, che un rapporto più stretto. L'unica negatività è che perché le cose funzionino, inevitabilmente qualcos'altro va storto. Siamo riusciti a non avere l'uomo-satrapo, come erano gli uomini ai miei tempi, che insultava la donna e ne abusava; che poteva fare la poverina,

---

[4] *Οικογένεια σέ κρίση*, pubblicato dalle edizioni *Akritas*.

che magari aveva tre figli, poteva fare o la prostituta o la donna delle pulizie, non aveva altra scelta. C'è stato un cambiamento: le coppie cercano il contatto, parlano, c'è più parità, è finita l'era del "sesso forte" e della frase maschile "le cose stanno così, punto e basta!".

COMMENTO: Ci sono ancora molti...

RISPOSTA: Sì, ci sono, ma vediamo comunque importanti miglioramenti. Perché la donna oggi se ne va o ti lascia. In passato, su venti coppie che si separavano, in un caso era la donna a chiedere il divorzio, negli altri diciannove casi era l'uomo. Oggi su dieci divorzi, otto sono richiesti dalle mogli. Ciò significa che non accettano più queste cose, a meno che la donna non sia masochista o che ci siano delle condizioni particolari. Oggi la maggior parte se ne vanno. Perché?

Perché lavorano, hanno soldi. È chiaro che per lavorare, sono dispensate dall'educazione del figlio nel primo anno, cosa che provoca altri problemi, nei bambini. Per questo motivo, mi sono impegnato molto a fianco di altri, da quando sono tornato in Grecia[5], per ottenere dallo Stato il pagamento della maternità alla donna per tutto il primo anno, avendo come obiettivo bambini migliori, società migliore, meno spese in medici, psicologi, malattie etc..

DOMANDA: Nei casi di fecondazione assistita, il fatto che i bambini non siano stati concepiti all'interno di un corpo, con l'amore, con il sesso, ma in una provetta, siamo sicuri che non abbia un'influenza su di loro? Cioè, esiste una qualche memo-

---

[5] L'autore si riferisce al seguito della sua esperienza inglese, durata oltre 15 anni.

ria che il concepimento è avvenuto in questo modo asettico o non lo sappiamo ancora?

RISPOSTA: Non raccomando di fare sesso con delle provette, ma se non è possibile in altro modo...Dai primi casi sperimentati, vediamo che non esistono problemi particolari, in quanto gli embrioni crescono nell'utero. Problemi sorgono nei casi in cui si usa un ovulo estraneo. Una donna è quasi impazzita. Una persona normale per il resto, non voleva all'inizio e fu convinta dal partner che voleva assolutamente un figlio. Aveva 49 anni e non poteva rimandarlo. Provò la fecondazione assistita con i propri ovuli, ma non le riusciva. Allora le fu proposto l'impianto di un ovulo estraneo, che di solito prendono da ragazze giovani, russe etc..Accettò e tre furono fecondati. Ma la donna cominciò ad avere attacchi di panico. Venne a trovarmi dicendo: "Non posso pensare di avere un essere estraneo all'interno dell'utero, sto impazzendo". Ne discutemmo per un mese circa. Alla fine decise di abortire e si calmò. Un altra aveva preso l'ovulo di sua sorella e lo sperma di suo marito. In sostanza, il bambino viene dal suo utero, il materiale genetico è della sorella e lo sperma è del marito. Di chi è il bambino? Questo è un problema deontologico, etico, psicologico; di questi problemi oggi ne abbiamo molti. Quella famiglia in particolare non ebbe alcun problema, è andato tutto bene. Per altri non è così. Quando sono iniziate queste pratiche, cinque anni fa, negli Stati Uniti, una donna accettò di essere madre "in prestito", per conto di sua figlia, di mettere il suo utero a disposizione. Prese il bambino della figlia, lo ebbe in gestazione, lo partorì, e dopo iniziò a chiederlo perché il suo istinto materno si era risvegliato. Sono arrivate in tribunale, madre contro figlia, per sapere di chi è il bambino. Per prendere una decisione c'è stato un procedimento giudiziario regolare: medici, giudici, legali. Credo che alla fine lo abbiano dato a sua madre. Oggi, ci troviamo ad affrontare molti problemi di questo tipo.

DOMANDA: Se una donna diviene madre dopo i 40 anni, a parte le difficoltà di tipo biologico, può esserci qualche altro problema per il bambino, rispetto ad altri, che sono figli di ragazze molto più giovani?

RISPOSTA: Certamente, gli ovuli si deteriorano. Ci sono più malattie, più probabilità che il bambino soffra di sindrome Down. Solo che oggi abbiamo il controllo prenatale e si può interrompere la gravidanza. È sicuro, comunque, che ci sono più problemi. D'altro canto il limite d'età per il concepimento di bambini sani è aumentato.

DOMANDA: Dal lato psicologico c'è una qualche influenza?

RISPOSTA: È un bene e un male. Alcune donne sono più mature allora. Altre non possono. Quelle di voi che hanno cresciuto figli sanno quanto sia difficile, e avanzando l'età diminuisce la pazienza. Adesso congelano gli ovociti per avere bambini più tardi. All'estero è pratica comune, ma c'è anche in Italia.

DOMANDA: Questo condiziona la psiche del bambino?

RISPOSTA: Non credo. Non lo sappiamo ancora. Sono cose nuove. Non sono state studiate sufficientemente.

DOMANDA: Un incidente grave o un trauma serio accaduto ad un bambino in tenera età, che gli provoca anche uno shock post-traumatico, condiziona la sua salute psicologica anche in seguito, da adulto? È una cosa che si può combattere con la psicanalisi?

RISPOSTA: Oggi esiste una psicoterapia specifica, la psicoterapia del trauma appunto, anche in Italia. Di traumi, ne abbiamo tutti dentro di noi, alcuni reali, altri immaginari. Quelli reali, stranamente, riusciamo ad affrontarli meglio. Prendiamo l'esempio di una madre che non è amorevole, che non ama molto il suo bambino, perché a sua volta non è stata amata da sua madre. Moltissime donne sono così. Nell'immaginario comune, tutte le madri sono buone madri. Non è così. Avviene un'idealizzazione della relazione madre-figlio. Tutti abbiamo bisogno di credere che nostra madre è meravigliosa. La mamma è una donna che diventa madre. Questo la carica a un peso enorme, e potrebbe essere una donna difficile. Lo stesso vale per il padre. Allora se il bambino si è convinto che "la mamma non mi vuole", può darsi che sopravviva, trovando altri modi. Troverà una zia, il babbo, il fratello maggiore, qualcun altro. In questo modo, anche se è traumatizzato, abbiamo delle conseguenze minori.

È peggio quando si tratta di un trauma immaginario. Ad esempio ho sentimenti erotici per mia madre e penso che mio padre mi ucciderà o dovrei ucciderlo io. Questo è quello che fece un famoso signore, nell'antica Grecia, Edipo, che sposò sua madre ed uccise suo padre. Nel mito, appunto ,l'immaginario diviene realtà. Tuttavia, tutti i ragazzi ci sono passati, hanno il timore dell'evirazione, che il babbo li ucciderà o gli taglierà il pene. Questo tipo di trauma è irreale, in quanto nessun padre pensa di evirarli perché hanno avuto certi pensieri. Ma nel bambino molto piccolo, i pensieri sono onnipotenti. Pensa di avere proprio fatto qualcosa e crede inoltre che il padre e la madre possano capire i suoi pensieri.

Noi eravamo cinque-sei bambini, e tutti rubavamo biscotti. Arrivava mia madre e appena entrava in cucina, io credevo che se ne fosse accorta. Lei mi guardava: -"Vediamo un po'!"-Mi guardava un po' i capelli, perché anche lei aveva imparato a interpretare tutto, e diceva: "Sei tu che li hai presi eh?" A quel punto confessavo.

Tutto questo può far male, perché vivi con l'idea che tuo padre ti ucciderà. Che influenza ha? Quando sei piccolo, può causarti ansia. Quando cresci, può darsi che tu scelga una donna che non vuoi, che non suscita in te alcun desiderio sessuale, perché non ti ricordi tua madre. Molti matrimoni sono di questo tipo e inconsciamente sono provocati da questo fatto. Se vai con una donna che desideri, che inconsciamente ti ricorda tua madre, non hai affatto eccitazione, non puoi far sesso. Il trentatré per cento degli uomini hanno questo problema, che lo ammettano o meno.

DOMANDA: Il trauma somatico, l'incidente?

RISPOSTA: Questo dipende da come è stato affrontato dalla madre e dalla famiglia, nel contesto specifico. Quando viene affrontato in modo corretto, molti bambini crescono abbastanza bene. Ho visto bambini con traumi gravi, paralisi cerebrali per esempio, e stanno piuttosto bene. Altri non hanno niente, come me che sono nato normale, con due braccia, due gambe, ma sono finito in analisi per le fobie che avevo. Che facevo? Credevo di avere ucciso il mio fratello minore. Sono dei desideri omicidi che ha in genere il primogenito; tutti i bambini vogliono uccidere il secondogenito. Non l'avevo ucciso, è in perfetta salute. In altre parole, la nevrosi è più acuta con fatti immaginari.

DOMANDA: L'ingegno viene influenzato in questo stadio? Dal momento del concepimento, l'intelligenza viene influenzata?

RISPOSTA: L'intelligenza è in gran parte genetica, viene dai geni. Per quanto i socialisti e altri non vogliano rendersene conto e sostengono che siamo tutti uguali. Non è così. C'è ingiustizia nella natura. C'è chi è basso, chi alto; chi bello, chi brutto; chi intelligente, chi meno intelligente. Per questo abbiamo lotte sociali. Dal momento che non possiamo cambiare gli altri fattori, rivendichiamo quello economico, almeno che tutti abbiano gli stessi soldi. Ma neanche questo funziona. Quello un po' più intelligente, prima o poi, riuscirà a guadagnare più soldi, nella maggior parte dei casi. Partendo da questi presupposti, la società deve vedere cosa fare in proposito. Un sistema è quello di lasciar tutti liberi: il capitalismo. E vedere chi sopravvive. In questo caso, accetti che quelli che hanno maggior talento avranno anche più soldi. Un altro sistema è quello che ciascuno abbia il minimo per soddisfare i suoi bisogni: il comunismo. Non ha attecchito neanche questo, perché ha prevalso l'avidità umana. Anche lì comunque c'erano alcuni che avevano più e altri meno. Neanche lì è venuta fuori l'uguaglianza, anzi si è applicato l'oltraggio della libertà altrui. Secondo me, il sistema più giusto consiste in una forma di socialdemocrazia, dove chiunque è libero, ma lo stato si occupa dei più deboli.

DOMANDA: Ha parlato del modo in cui il marito debba confortare la neo-mamma. Ha anche aggiunto che non le piace che gli uomini si immischino nel cambio dei pannolini, che non lo trova qualcosa di maschile. Perché molte donne lo vogliono? Quali sono gli effetti possibili sugli uomini?

RISPOSTA: È logico. In passato, eravamo noi pediatri psichiatrici a raccomandarlo. Ho anche sottolineato il mio punto di vista personale, maturato con l'esperienza. Ho detto che è un dato di fatto che il neonato vuole vedere lo stesso volto, lo stesso trattamento. Vuole essere preso in braccio nello stesso modo, vuole lo stesso odore, vuole sentire la stessa voce, la stessa canzoncina. In questo modo acquista sicurezza. Altrimenti, moltissimi credono che moriranno. A poco a poco anche altri entreranno a far parte della loro vita.

Ora, perché le donne lo vogliono? Perché anche l'uomo partecipi. Invece di cambiare il pannolino, che lavi i piatti. Così il bambino non ha conseguenze e l'uomo fa un lavoro che in casa è importante. Dal secondo anno il padre entra di più a far parte della vita del neonato. È ovvio che anche nel primo anno può partecipare, ma non eccessivamente.

DOMANDA: Ha parlato dell'ansia vissuta dal bambino che nasce da un parto naturale. Il parto cesareo, oggi ormai divenuto pratica comune, è utile alla psicologia del bambino? Può, cioè, evitare il trauma?

RISPOSTA: Non lo so. È certo che può scansarne gran parte. D'altronde il cesareo è un'esperienza traumatica per la madre. Vari parametri sono in fase di ricerca, ma è probabile che un po' d'ansia ed anche in po' di compressione siano risparmiate. La testa diventa come un cocomero quando rimane dentro l'utero e alcuni bambini ci mettono anche venticinque ore ad uscire. Sicuramente qui si tratta di un trauma terribile. Ci sono ricerche importanti sull'argomento, ma ammetto di non esserne al corrente.

SECONDA CONFERENZA

Il primo anno di vita:

la fase orale

Come accennato precedentemente, scopo di questi incontri è quello di porre l'attenzione sul ruolo dei genitori nello sviluppo dei bambini. Nel corso del primo incontro abbiamo solo parlato di come avviene il miracolo della vita e delle influenze esercitate sulla vita embrionale.

Oggi faremo un viaggio sul come diveniamo uomini, come comprendiamo noi stessi e il mondo. Finora non sapevamo molto di questo viaggio affascinante, di come abbia inizio la vita, la coscienza, noi stessi. Accennerò ad alcuni aspetti e spero che in seguito alle vostre domande si possa approfondire ulteriormente il discorso.

Il neonato panteistico

La nascita di noi stessi è anche la nascita del mondo. Tutte le mitologie contengono storie di come è stato creato il mondo che fondamentalmente sono storie di come è stato creato l'uomo e della sua graduale crescente percezione del mondo. Di come in principio tutto era nell'acqua, era buio, come nella vita embrionale, e dopo, piano piano, in sette giorni, in sette stadi, si è creato il mondo. Tutte le religioni mitizzano il modo in cui avviene la presa di coscienza del mondo intorno a noi. Elytis[6]

---

[6] Odysseus Elytis (1911-1996), poeta greco, premio Nobel 1979 per la letteratura.

nel suo *Axion Estin*,[7] nella "*Genesi*", nel primo capitolo, descrive le varie isole che emergono a poco a poco dal mare, come coscienza nascente. Mentre descrive quindi, elogia questo mondo "il piccolo" e "il grande". Il piccolo mondo siamo noi, quello grande è l'ambiente e durante il primo anno di vita il grande mondo è nostra madre.

Cosa succede quando il bambino viene al mondo? Quali sono le sue sensazioni e come le comprendiamo? Sappiamo, e se volete discuteremo da dove attingiamo la conoscenza e le informazioni, che il neonato durante i primi quattro mesi di vita si trova in uno stato di confusione, non ha delimitazioni, non capisce niente, non ha né percezione di sé, né dell'individualità. Crede quasi inconscia-

---

[7] *Αξιον Εστί*, Atene, 1959, "Dignum est" traduzione italiana a cura di Mario Vitti, edito da UTET, 1982.

mente che il mondo sia lui stesso e che lui stesso sia il mondo.

Questo tipo di percezione è presente in molte religioni e nella filosofia antica. Che il mondo esiste dentro ciascuno di noi. Che noi esistiamo come parti del mondo è un'opinione panteistica, abbracciata dagli Stoici e da altre scuole filosofiche. Molte filosofie, soprattutto matriarcali, descrivono il mondo così: tutti siamo una parte del mondo, uno spirito, che partecipiamo allo spirito vivificante.

Il neonato in quel momento non capisce niente. Vive in un mondo nebuloso, galleggia in un mare senza scopo né limiti e all'inizio, come nell'utero, senza problemi, soprattutto quando ha una madre abbastanza buona. Il primo anno di vita è considerato il più importante nella vita dell'uomo, quello che determina la personalità e le possibilità, minori o maggiori, di essere in qualche modo felice in questa vita. Dal momento che noi, come neonati, non possiamo fare niente, dipende completamente dall'ambiente, che in quel momento è la madre. Il fatto che navighi in un mare, crea nel neonato fobia di annientamento. Per questo il suo bisogno più grande, e quello di tutti gli animali, è di attaccarsi ad una parte, che all'inizio crede essere se stesso. La madre è di sicuro la sua parte trofica e sopravviverà attraverso di lei.

La pelle e i nostri confini

I primi elementi che il neonato cerca di trovare, sono i suoi limiti, i propri confini cioè, da dove inizia e dove finisce; chi è il piccolo mondo e chi è il grande. Questo lo fa recependo, introiettando le attività, le funzioni della madre. Senza che il neonato se ne renda conto, la madre lo aiuta a capire dove inizia e dove finisce; il limite per mezzo del quale il bambino crea la prima espressione di personalità è la pelle, che è molto importante perché gli insegna che è appunto circoscritto entro certi limiti. Lo fa la madre: è lei a definire i limiti. Come? Con le carezze. Il primo dovere della madre, durante il primo anno è carezzare il bambino frequentemente, in tutto il corpo. Non è solo per il piacere del neonato, ma serve al formarsi della sensazione "da qualche parte inizio e da qualche parte finisco", oltre che a creare un certo senso di sicurezza nel bambino. In assenza di questo, continua la confusione. La mancanza di formazione dei nostri propri limiti, la vediamo in serie malattie psichiche, schizofrenia, autismo etc.. In questi casi, l'uomo non ha un senso completo di se stesso, di che cos'è. Quindi, il primo dovere della madre è di prendere il bambino in braccio e carezzarlo, ovviamente non sempre...Questo non avviene in tutti i casi. In passato i bambini li fasciavano, dandogli in questo modo una certa sicurezza, ma in definitiva la fasciatura era abbastanza negativa: ha creato negli individui o elementi rivoluzionari o repressi. Ci sono filosofi, sociologi e analisti come Geoffrey

Gorer, che hanno studiato popolazioni intere per comprendere gli elementi fondamentali dei loro caratteri: Russi, Tedeschi, Giapponesi. È stato imputato alla fasciatura il fatto che i Russi siano sempre stati sottomessi ad uno zar. Anche in Italia, che è tale solo recentemente o che andando indietro nel tempo è meglio chiamare "penisola italica", viviamo nel primo periodo in cui abbiamo un'organizzazione di vita più autonoma, matura e democratica. Abbiamo avuto regimi autoritari, che in alcuni luoghi ancora sono presenti. L'Italia per molti aspetti, è un Paese represso. Per questo parliamo sempre di democrazia, una reazione a ciò è l'anarchismo, la sfiducia nello Stato che caratterizza una parte della popolazione.

Ora, con il senso dei limiti, il bambino inizia a capire sé stesso e il mondo. Fino a quel momento aveva avuto isolette sparse di consapevolezza: le sue mani, qui fa male, lì ha dell'aria, là ha paura; non aveva tuttavia una visione complessiva di che cos'è. Questo lo vediamo in malati che presentano una scissione di personalità, ciò che chiamiamo schizofrenia. Si ha schizofrenia quando nella nostra mente la ragione è divisa in pezzi e non si può quindi avere una visione completa di noi stessi. Sembra strano, eppure spesso, va a finire anche così. In età avanzata, l'ottanta per cento delle persone soffre di Alzheimer. Abbiamo tutti un deterioramento, perdiamo il senso dei limiti di noi stessi che diventano qualcosa di confuso, non riconosciamo né noi stessi né nostro figlio. Quindi, iniziamo e finiamo più o meno nello stesso modo. Per gli anziani, è certo che le cose importanti sono due: il cibo e l'evacuazione. Se andate in una casa di riposo, questi sono i due argomenti di cui tutti gli anziani discutono: che mangeranno a pranzo, se l'hanno fatta, quando l'hanno fatta. Anche il neonato si preoccupa di queste cose, tutto il giorno: mangerò, non mangerò, mi libererò di questa situazione difficile che ho dentro, aria, feci, urina. La buona madre in qualche modo capisce tutte queste cose, lo mette sulla spalla, lo dondola in un modo, lo dondola in un altro perché se ne vadano tutte le sensazioni spiacevoli. Sia il piacevole che lo spiacevole allora vengono appresi attraverso la madre. Se lo appoggia alla spalla e si libera dell'aria, il neonato prova sollievo. Con la funzione dell'empatia, della comprensione della madre, inizia a capire cos'è il dolore, il piacere, il sollievo che prima non riusciva a comprendere. E capisce che queste appartengono a lui, ma sono collegate al volto, all'oggetto, come lo definiamo, che è la madre. Senza di lei non può sviluppare la conoscenza dell'ambiente, né la conoscenza di se stesso, e neppure l'autonomia, niente di niente. Queste cose si creano piano piano. Bisogna che ci sia una madre perché si crei questo senso di sicurezza primaria. Chiamiamo madre, come ho detto in precedenza, la persona che si occupa del neonato, può non essere la madre biologica, anche se lei è la più adatta, perché è lei che lo partorisce, ha ormoni analoghi, ha il maggior interessamento. Madre, nella prima fase, può essere anche il padre o qualsiasi altra terza persona. Madre è chi se ne occupa, chi fa da balia.

Sappiamo dunque, che durante il primo anno le carezze sono obbligatorie. Non lasciamo che il neonato dorma dalla mattina alla sera, come fanno molte madri. Un ruolo enorme lo gioca anche l'odore della madre; il nostro primo contatto col mondo avviene per mezzo dell'odore. Gli animali si innamorano, si riproducono, sopravvivono con l'odore. Se guardate un documentario, tutti i piccoli, appena nati annusano la mamma e la mamma annusa loro. Se non riconosce l'odore lo respinge e quello morirà. I cuccioli le si attaccano addosso, lei li lecca e questa è la prima esperienza di legame. Non è un legame d'amore o di contatto, come nell'adulto, è un legame di comodo: abbiamo bisogno dell'altro. La madre è un tipo di macchina, potremmo dire un qualcosa che soddisfa i nostri bisogni, ci aiuta a funzionare e per questo viene definita *self object*. In altre parole è un oggetto-volto del quale utilizziamo qualità specifiche per soddisfarci, per avere un senso di sicurezza e non temere l'annichilimento. Questa è la paura del neonato e di ogni giovane animale appena nasce, cioè la paura di poter morire, anche perché la maggior parte muoiono. Oggi, con lo sviluppo della civilizzazione, li salviamo, ma nella giungla il 70-80 per cento dei neonati non sopravvive. Negli ultimi trenta-quarant'anni con i progressi fatti dalla scienza medica, la maggior parte degli individui sopravvive. Il neonato ha istintivamente la preoccupazione della morte, l'istinto della morte, cerca di aggrapparsi alla vita, di attaccarsi all'oggetto. Per questo il primo movimento del neonato è quello di toccare la madre e il secondo, sia negli animali che negli uomini, è trovare il capezzolo per nutrirsi e sopravvivere. L'ambito che gli fornirà tutte queste cose lo trova con l'odore. La relazione tra gli esseri umani, specialmente all'inizio, avviene attraverso l'olfatto. Negli animali in una percentuale dell'80%;

gli animali non guardano, come facciamo noi, se il compagno è bello. Nell'uomo civilizzato si sono maggiormente evoluti i sensi finali: la vista e l'udito. All'inizio scegliamo in base a come vediamo l'altro e in un secondo momento con la voce. Certamente in seguito, con il tatto e l'olfatto, il legame o si consolida o cessa. Iniziamo con questi sensi, da molto vicino e la vita prende avvio.

Mi accarezza, dunque esisto

Allora il neonato ha bisogno di carezze, dell'odore della madre, della voce della madre che prende la forma di conversazione, della ninna-nanna. Una madre giusta fa queste cose automaticamente, non c'è bisogno che glielo dica io. Oggi purtroppo molte madri chiedono: "Perché devo parlargli, tanto non capisce?". Bisogna che spieghi loro che il bambino ha bisogno della loro voce, anche ripetutamente. È in questo modo che avviene la prima comprensione cognitiva del mondo. Ormai, al di là della percezione di sé, la madre lo sa. Da quando esistono persone, lei deve pronunciare parole e mostrare anche cose. "Questo è il nasino, queste sono le orecchie...". Deve ripetere e ripetere ancora perché il suono si colleghi al significato al quale si riferisce. Sono i primi significati che apprendiamo, ci guidano verso la creazione della lingua, una rappresentazione simbolica e comprensione del mondo. Tramite le parole, viviamo, formiamo i sentimenti. Se una donna mi dice che mi ama, mi sento bene; se mi dice che mi odia, mi sento male...per una parola. Se questa parola la dice in giapponese, che non capisco, non sento niente, non mi si creano sentimenti. I primi sentimenti, per la madre, li apprendiamo allora, con le prime paroline. Quando ci dice che ci ama, cambia il tono della sua voce e per questo capiamo, proviamo piacere e di conseguenza intendiamo che significa qualcosa di positivo.

Un'altra cosa obbligatoria, nel primo anno, sono i gesti: come la madre prende il bambino, come se lo mette al seno, come gli da il latte anche se è con il biberon nel caso che non possa allattare. È vietato quello che fanno alcune madri: mettono il bambino disteso nella culla, sistemano un cuscino e gli infilano il biberon in bocca...lasciandolo lì e vanno a fare i propri lavori. Molti bambini sono soffocati in questo modo, e talvolta, oltre al soffocamento, si sono creati sentimenti d'ansia tremenda. Che il biberon non sia troppo caldo o troppo freddo, che il buco della tettarella non sia troppo grande da far soffocare o troppo piccolo da non fare passare il latte. Il bambino ha ansia di mangiare. Questo lo vediamo in seguito, in disturbi alimentari che ciascuno di noi ha; alcuni bambini hanno il problema del grasso, altri anoressia nevrotica, cose che spesso si riferiscono a quest'ansia originaria: mangerò o non mangerò, sopravviverò o non sopravviverò. La madre giusta lo tiene in braccio anche se lo allatta col biberon; in quel momento non può lasciarlo solo. Lo tiene in braccio e non al contrario. Alcune lo sistemano in piedi, gli mettono il biberon in bocca e parlano con l'amica. Questo può succedere una volta ogni tanto. Ma il bambino deve vedere la mamma, sentire l'abbraccio, e anche se invece del capezzolo, mangia dal biberon, deve avere il massimo dell'attenzione da parte della mamma, che succhi bene o meno, che il latte non sia né troppo caldo né troppo freddo. Ho visto madri dare al bambino il biberon che brucia, se lo tocchi. Il bambino semplicemente piange e lei crede che abbia qualcosa e si domanda cosa. Se capita anche con il capezzolo quello che capita col biberon, cioè che il foro non sia aperto abbastanza, sia il pediatra che il ginecologo possono intervenire, per vedere che si può fare. Ci sono modi per aprire di più il capezzolo. Altrimenti può essere abbinato il nutrimento materno a quello artificiale e in seguito normale.

La madre lavoratrice

Che succede oggi, che tutte le mamme lavorano? L'odore, la voce, i gesti non possono cambiare. Devono rimanere i soliti e ripetersi, perché il bambino abbia la sensazione di sicurezza. Perché possa pensare: ho fame e la mamma farà questo; oppure mi fa male e lei farà quell'altro. Quando c'è una coerenza nei comportamenti della madre, il bambino inizia ad avere fiducia nell'ambiente e nella madre. Ora, con cinque madri, la nonna, la filippina o chiunque altra, è molto difficile e questo ha conseguenze enormi per i bambini. Diverso è il timbro della voce, diversa è la carezza: il bambino si confonde, non è ancora pronto per imparare. Per questo vediamo ragazzi che si sono ribellati, come è avvenuto ad Atene nei disordini del 2008. Non sono scesi in piazza per il pane, come afferma il K.K.E.[8] La maggior parte di loro, l'ottanta per cento, erano ragazzi dei quartieri alti che a Dicembre di quell'anno hanno sfasciato Atene. Così si manifesta la rabbia accumulata dal neonato che ha ricevuto scarse attenzioni, a tal punto che non riesce ad affrontare tutto questo. Quando ha molte "madri," il neonato prova insicurezza, mancanza di autostima, difficoltà a capire sé stesso e il mondo intorno a lui, un'ansia di annichilimento, che è la base dell'ansia che abbiamo piú tardi. In seguito, vengono dallo psichiatra con ansia, fobie e attacchi di panico. Il fondamento di tutti i sintomi psichiatrici è l'ansia della morte. Questo si crea durante il primo anno.

---

[8] Partito comunista greco (Κομμουνιστικό Κόμμα Ελλάδας).

Se in quella fase non è stata provocata un'ansia forte, più tardi non succederà niente. Può darsi che abbiate dispiaceri, ma non soffrirete dell'ansia che hanno quelli che ne soffrono senza che sia successo niente di specifico. Ti raccontano: "lo prendono all'improvviso attacchi di panico, un'angoscia devastante di morire. Trema di paura...e ovviamente la crisi passa senza che muoia". È sempre più frequente oggi, anche in giovani di 15, 25, 30 anni, per questo il Xanax, un calmante, insieme al Lexotanil sono divenuti le pillole quotidiane di oltre il quaranta per cento degli Italiani.

I bambini, oltre all'ansia, hanno altre due possibilità. I più forti, o per ereditarietà genetica o perché non hanno un problema molto grave con la madre, diventano aggressivi: piangono, rivendicano, urlano non sembrano calmarsi con niente. Gli dai questo: niente. Gli dai quell'altro: niente. Lo appoggi giù: grida. Lo prendi su: grida. Le madri mi telefonano impazzite: "Che posso fare? Non mangia, non dorme, ci graffia, da morsi, grida..."- più tardi caverà gli occhi al fratellino. Questi bambini sono arrabbiati con la madre da allora e volevano cavarle gli occhi. I primi attacchi di panico si vedono quando è pieno di lividi, cade in terra, sbatte etc. In seguito, sono questi i ragazzi che sfasciano con vandalismo, che fanno danni allo stadio o a scuola. La violenza scolastica tra ragazzi è impressionante. Sono gli stessi ragazzi che dopo fanno parte delle rivendicazioni sociali, degli scioperi...Gran parte di loro, i sindacalisti, hanno questo problema molto evidente e perciò vogliono che si crei violenza. Ci sono anche un gran numero di giornalisti, che non si sentono soddisfatti se non c'è abbastanza confusione, non per aumentare la spettacolarità, ma perché non si calmano se non sentono l'odore del sangue. Molte di queste persone può darsi che in futuro svolgano professioni socialmente accette. Ad esempio ci sono uomini violenti che diventano chirurghi: trasformano una parte sadica presente dentro di loro, senza la quale non puoi divenire un bravo chirurgo, in una forma socialmente accettabile e sono anche utili alla società. Uno che ha molte caratteristiche anali, come l'interessamento per le feci, diviene pittore, socialmente accetto e dispensatore di piacere per sé stesso e per la società.

Altri bambini, più deboli, diventano passivi: sono quei bambini che non si esprimono neanche da neonati, quelli che sono "molto tranquilli". Non piangono, non parlano, li metti giù e dormono, non si ribellano. Questi, non appena crescono, hanno altri problemi. Quando sono piccoli diventano autistici, psicotici con vare sindromi psichiatriche infantili; più tardi saranno persone timide, impaurite, non avranno fiducia né in sé stessi né negli altri. Nel peggiore dei casi, quando l'ansia è forte, regrediscono ad un periodo che conoscono bene, ad un senso di caos, come è la vita all'interno dell'utero, dove non esiste dolore, non esiste frustrazione, dove sei un tutt'uno con la natura. Queste sono le fondamenta della filosofia Stoica, dalla quale deriva anche la parola *stoico*[9], che significa che accetti tutto dal momento che non c'è Dio, il nostro Dio, allora quello che avviene lo facciamo noi, partecipiamo anche noi e per questo dobbiamo

---

[9] Στωικός, stoico, ha assunto anche in italiano il significato di "chi sopporta dolori e avversità con fermezza e impassibilità".

accettarlo. Che fanno i ragazzi oggi, per vivere in questo paradiso dimenticato? Fanno uso di droghe, eccitanti, alcool, cibo in eccesso. Tutto questo crea l'illusione di perdersi per un po', di non essere in contatto col mondo, con la madre. La madre diviene in seguito il mondo, le nostre relazioni, la famiglia. In misura minore, una regressione del genere può avvenire anche in persone normali, quando riescono con alterazioni più leggere, quale il ballo, la musica, l'arte in genere a sfuggire dalla quotidianità e vivono in una condizione che sta tra il sonno e la veglia. Per un periodo sono trasportati in un mondo che ricorda l'abbraccio della mamma, che ci cantava, quando non avevamo i grandi ostacoli e le frustrazioni che abbiamo in seguito. Per questo è importante evitare di regredire alle condizioni ancestrali. La persona normale, d'altro canto, riesce a farlo per poco: ascolta un pezzo musicale e poi torna a fare il suo lavoro.

La mamma e il rock

Oggi la musica, il rock, il rap, è aggressiva. È una musica contro la società; essenzialmente contro la madre e la famiglia vecchio stile. Direte: ma, non ci sono ingiustizie sociali? Ci sono, ma la protesta contro queste si è sviluppata nei Paesi più ricchi, in Inghilterra, in America, in Francia. Sono lì che questi generi musicali si evolvono, non nei Paesi poveri dove la gente non ha da mangiare. Da questi proviene rabbia e aggressività. Non appartengo ai nostalgici del passato, ma noi, per via delle condizioni sociali, avevamo balli nei quali un po' si abbracciava anche la ragazza, era un'occasione per avvicinarla, per sentirne anche l'odore.

Oggi, in discoteca non c'è luce, la musica è assordante, perché deve stordire, deve far perdere la coscienza, oltre a qualche droga che si può prendere tra una cosa e un'altra. Non c'è contatto, i giovani non si guardano tantomeno si avvicinano. Si muovono, da lontano, con un fare autistico. Abbiamo anche neonati disturbati che si muovono. Quelli molto disturbati si muovono e a volte picchiano anche la testa nel muro.

Quindi, per concludere quest'argomento, bisogna che *una* mamma sia presente per un periodo più lungo. Vedremo più tardi come fare, visto che tutte le mamme lavorano. Anche mia moglie lavorava e mia figlia è cresciuta così. Oggi però sappiamo che non va bene. Meglio che il neonato abbia *una* madre media, anziché cinque buone, perché altrimenti non riesce ad adattarsi. Per questo oggi abbiamo tali risultati che, personalmente, credo peggioreranno.

Il bambino è il padre dell'adulto

Nei primi quattro mesi avviene la scoperta del mondo, del linguaggio del corpo, dei sensi, del piacere. Se in questo periodo le cose vanno bene, è sicuro che l'individuo nella sua vita sarà felice, fortuna permettendo, salvo situazioni limite di povertà, dolore o tormenti. Se invece le cose non vanno bene, sarà lamentoso, con tendenza all'ansia, alla depressione, alla protesta e difficoltà nelle relazioni. È per questo che nelle coppie il 10% è soddisfatto della propria relazione, un altro 10% lo è abbastanza e per l'80 % le cose non vanno affatto bene. In questo tipo di relazione, che è quella più stretta, quella dove ci sono interessi comuni, i figli, il sesso, le finanze, tutto è a favore del legame. Nonostante ciò il 50% delle coppie nel mondo si separano mentre il 30% rimane insieme, per i figli, per motivi economici, per paura "d'andare scalzi sulle spine", "dove posso trovare qualcuno che significhi qualcosa per me, chi mi vorrà a 45 anni?"

Come sapete, più cresciamo meno abbiamo da offrire sulla piazza. Perché ognuno di noi è un prodotto. Io vendo soldi, cultura, bellezza; l'altro compra. Più cresciamo, meno abbiamo da offrire, soprattutto dal punto di vista dell'aspetto fisico. Contemporaneamente tuttavia, visto che ci siamo sviluppati, abbiamo maggiori esigenze. Per questo se uno non si sposa tra i venti e i trent'anni, dopo diventa difficile. Ci sono donne di 30, 35, 40 anni che vorrebbero tantissimo sposarsi, ma è molto difficile, non trovano l'uomo adatto. Hanno, a ragione, molte esigenze. Sono belle, istruite, ma tutti gli uomini "sposabili", si sono già sposati. Quelli separati, che di solito si separano tra i 40 e i 50 anni, hanno anche loro esigenze particolari. Hanno lasciato una donna che conoscevano perché non li soddisfaceva. Perché prenderne un'altra, che potrebbe anche risultare peggiore? La conoscono un po' e poi...ognuno per conto suo. Per questo molti tornano dalla moglie o diventano molto difficili. Perché con tua moglie ci sei stato legato trent'anni e con lei hai anche due o tre figli. Se anche la tua nuova compagna ha due o tre figli, tu che sarai nella famiglia? Questi sono problemi che affronto giornalmente come medico di famiglia. Crescono un po', uno dice una parola e ti rispondono: "Non sei mica mio padre, solo mio padre ha il diritto di dirmi queste cose!". Il figlio ha anche la rivalità. Se uno alza una mano, arriva la mamma e inizia lo scontro: "Non puoi picchiare mio figlio, non è tuo figlio!" (non che il padre naturale abbia il diritto di picchiare). Anche se dici una parola in più, possono crearsi tensioni.

Molti patrigni si buttano sulle ragazzine adolescenti. Anche alcuni padri manifestano in vari modi comportamenti sessuali con le proprie figlie. Ci sono gelosie e fobie da parte della compagna. Ci sono molte ragazze che si gettano sui patrigni, perché rivivono i problemi edipici, senza avere i rimorsi come col padre naturale. Inoltre sono molti i problemi di un uomo separato con i figli che sono stati affidati alla moglie. Incontro casi di questo tipo in continuazione: la ex-moglie gli telefona alle tre del mattino, mentre dorme con la moglie attuale e gli dice: "Tua figlia è a Exarcheia[10], sono tre giorni che non si fa viva". "E che vuoi che faccia?". "Non lo so, è figlia tua, sei tu il padre, per me può rimanere lì dov'è". Alcuni la lasciano lì, altri si alzano alle tre di mattina e vanno a cercarla. Vengono a crearsi molti problemi, quindi anche il divorzio è difficile. Non è che appena ti separi, trovi la persona giusta e la felicità. Alcuni la trovano. La maggior parte no. E più problemi ti porti dietro dal primo anno, più tendi a ripetere la scelta, scelta che avviene sempre nell'ambito dello stesso livello di maturità. Se sei un po' immaturo, un po' problematico dal primo anno, sceglierai un compagno ugualmente immaturo. Non c'è possibilità che tu prenda uno

---

[10] Exarcheia è un quartiere del centro di Atene, noto per essere sede di gruppi anarchici, oltre che per l'intensa vita notturna.

meglio di te, mai. Perché questa è la lingua che conosci. Un nevrotico sceglierà un altro nevrotico. Nonostante molti vengano ad accusare l'altro di essere nevrotico o anormale, se ne vedo uno ed è un po' più nevrotico della media, so che anche l'altro sarà così. In Italia, siamo un popolo abbastanza paranoico dove uno accusa l'altro. In tutte le coppie che vengono, l'uno dà la colpa all'altro. Come facevamo noi da piccoli, che eravamo in sei e rubavamo il dolce della mamma, e quando ci beccava, ognuno indicava l'altro: "Chi? Io? No, è stato lui!".

È quindi molto difficile andare d'accordo, perché è la stessa storia che si ripete. Una storia d'amore lontano, vicino, più paranoica, difficile: motivi che si ripetono, quanto più disturbati e immaturi siamo, per tutta la vita. Se uno è maturo, troverà un compagno altrettanto maturo. Quando uno dei due è in terapia, c'è un pericolo: che il matrimonio finisca. Se il matrimonio è saldo e in qualche modo vanno d'accordo, va avanti. Altrimenti bisogna che faccia qualcosa anche l'altro, che qualche volta vadano insieme. Perché a mano a mano che uno matura, la situazione non va bene all'altro.

Diciamo che uno abbia caratteristiche sado-masochistiche, che tutti abbiamo. Trova una donna che picchia, fisicamente e psicologicamente, e a lei piace; il matrimonio va bene. Se entra in terapia, ad un certo punto verrà discusso il perché si sente erotico quando picchia, viene picchiato, sputa alla compagna, cose che rendono difficile una situazione familiare amorevole. Quando qualcuno scava dentro queste cose, mediante la psicanalisi, e vede, da dove hanno avuto inizio le origini della sua vita psichica, può darsi che cominci a non voler più picchiare sua moglie o perlomeno non ingiustamente, come faceva Hodja[11] che raccomandava di picchiarla ogni mattina, anche se non ne sapevi il motivo, perché lo sapeva lei! Non parlo di un leggero masochismo o sadismo. Questo c'è dentro ognuno di noi, in forma leggera, nella relazione erotica. Un conto è dare un pizzicotto o cose del genere, un altro è picchiare forte tua moglie o legarla, come avviene in certe coppie. Se a loro va bene, io non intervengo. Ma se uno di due, putacaso, inizia la terapia, comincia a cambiare. L'altro non è cambiato e nasce il problema.

---

[11] Hodja. Maestro-Filosofo popolare, di incerta collocazione geografica e cronologica (13°-16° sec.), cui sono attribuite storielle divertenti ma non prive di insegnamento morale, tramandate oralmente, diffusissime in tutta l'area balcanica e medio-orientale.

Alcuni sono romantici. Avevo una coppia, li ho visti giorni fa, dopo tanti anni, adulti, cinquantenni e lei da anni lo respingeva, ma lui la amava. "Dottore, per fare sesso, vuole che la chiami al telefono prima e le sussurri parole dolci, che vada a casa con i fiori e ogni volta bisogna accendere le candele; siamo sposati da trent'anni e per fare sesso ogni volta devo fare questa storia?". Le chiedo: "Perché, ragazza mia?". " Altrimenti non ci riesco, non ci riesco". Siamo arrivati al punto di discuterne. Gli dico: "una volta ogni tanto, prendile un fiore, dei cioccolatini"-"e a lei "tu devi accettare che questo non può essere tutte le volte". Quell'uomo aveva il suo lavoro, era un cuoco, e dopo il lavoro andava a casa. Se emanava odore di cibo, doveva farsi la doccia, mettersi del profumo e prendere anche i fiori! "Non posso!" Diceva "quando sono lì che preparo il pesce, ricordarmi di chiamarla per dirle, 'ti amo, ti voglio, sto arrivando'". La ragazza aveva questo bisogno per strani motivi: era stata violentata da un parente e quindi il sesso era qualcosa di sporco che o non voleva o lo voleva romanzato. Se fai terapia queste cose ti sembrano iperboliche, quasi buffe. La cosa giusta è portare una volta ogni tanto un fiore a tua moglie, non sempre, per l'anniversario, una volta, due, cinque, dieci all'anno. Difficile comportarsi così 365 volte l'anno.

Difficoltà di questo tipo emergono quando la relazione è disturbata dal primo anno di vita. Anche se col bambino la madre è la stessa, si presentano alcuni problemi. Non è che se la madre è la stessa sei salvo. Ci sono dati che mostrano il grado di empatia della madre, quanto riesce ad entrare nella testa del bambino, nei suoi bisogni e questo è fondamentale. La madre capisce se il bambino vuole dormire o rilassarsi. Non tutte purtroppo lo capiscono. Lo cullano, gli danno da mangiare, ma lui continua a piangere e la povera mamma non capisce che vuole. Questo lo vediamo anche in terapia. Le persone vengono curate sviluppando gli stessi sentimenti, talvolta molto forti, nei confronti del terapeuta. Di conseguenza esigono cose che molte volte neppure loro capiscono. Semplicemente sono insoddisfatti. È allora che il terapeuta deve capire "perché piange il bambino"!

Una donna, che era venuta e faceva parte di una terapia di gruppo da 15 giorni, una signora istruita, si scatenò in un attacco dicendo che non era soddisfatta e che se ne sarebbe andata. Quando le chiesi: "Ma che vuoi esattamente? Che ho fatto?", "Non lo so" diceva, " ma non mi soddisfate". Non voleva veramente andar via, voleva rimanere lì per minacciarmi. Qui, bisogna a poco a poco capire perché il bambino piange. Alcuni mi dicono: "Se mi amasse veramente starebbe 24 ore su 24 con me". Quello che succede quando uno è neonato! Ma lo chiedono! Molti altri chiedono di non pagare. Non all'inizio, in seguito, quando si sviluppa la relazione. Quello che un neonato penserebbe se uno gli mandasse il conto per il latte che beve. In questo consiste la terapia, nel rivivere le stesse cose ma nei confronti del terapeuta. Uno le vive allora, si arrabbia, dopo si rende conto che ora è cresciuto deve pagare per il cibo, come anch'io pago per mangiare. E se uno mi avesse per 24 ore non mi vorrebbe neanche. Qualche volta dico, provocatoriamente a chi si lamenta dicendo: "Se veramente mi amasse..", "vieni a passare il fine settimana qui dentro". Dice: "E a fare che?". Dico io: "Quel che vuoi. Che posso dirti?"." La prego, non si può fare una cosa del genere"."Sei tu che me lo hai chiesto, vediamo perché l'hai chiesto". È emerso che aveva un bisogno insoddisfatto che risaliva a quando aveva quattro mesi. È allora che vuoi la mamma per ventiquattrore. Lei arriva alle cinque, ti vede per una mezz'ora, ti dice "mi sei mancato, la mamma ora è qui". Ma mamma era stata per otto ore la filippina, e questo è il problema di base.

Separazione e individualizzazione

Che succede dal quarto all'ottavo mese? Allora il bambino esce dalla condizione paradisiaca, comincia a capire i suoi limiti, cioè di essere una creatura completamente dipendente dalla madre, sulla quale non ha potere. È per questo che allora i neonati iniziano a piangere o soffrono di grandi fobie; è lì la base per la formazione di molte malattie ipocondriache e psicosomatiche. Un mucchio di gente viene da noi perché trema dalla mattina alla sera per la paura che gli venga questo o quell'altro. La maggior parte dei medici campa su questo. Ci sono quelli che si fanno esami in continuazione...trenta elettrocardiogrammi all'anno, cinque risonanze magnetiche. Nonostante ciò, hanno paura di morire. Cose che si creano quando il neonato inizia a capire e la madre deve essere attentissima. Ma nella realtà, cosa succede? Proprio in quel momento la maggior parte delle madri tornano a lavorare. Dicono: "Sono rimasta con lui due o tre mesi". Ma è proprio ora che è più importante per il bambino stare vicino alla mamma. I mesi precedenti è più frastornato, ancora non capisce. Ora arriva la filippina, lo prende in un altro modo, gli parla in un altro modo, il nasino lo chiama in un altro modo...Anche se è brava come la madre, il bambino si confonde, e soffre di paura. Non si è creata la sicurezza che si aspettava con la ripetizione e così iniziano le ipocondrie, le fobie di morte, intorno ai sei-otto mesi. Se la madre è abbastanza brava, il neonato deve imparare ad accettare anche qualche delusione, alcune frustrazioni, altrimenti non può accettarle da allora e ha tendenza alla depressione e alla rabbia.

DOMANDA: Da dove abbiamo le informazioni di cui ha parlato all'inizio? Da quanto tempo le sappiamo queste cose?

RISPOSTA: Da quando esiste la psicanalisi e la psicanalisi infantile, abbiamo varie conoscenze ed informazioni. Ciò che riguarda il primo anno di vita, lo sappiamo dagli ultimi 20-25 anni. Sono scaturite da osservazioni su neonati e madri, soprattutto da analisi su bambini e adulti che regrediscono e ricadono nelle stesse condizioni. Attraverso l'analisi dei sogni uno rivive certe situazioni, con nuovi esami radiologici e di altro tipo di cui disponiamo oggi. Abbiamo anche la MRI[12], con la quale sono visibili le sensazioni del neonato, tramite i liquidi del cervello che si spostano e cambiano colore. Si può fare anche agli adulti. Se uno dice bugie, si vede; se uno è innamorato, si vede; se sei arrabbiato, mentre parliamo, si vede perché varia il colore e la concentrazione dei liquidi nel cervello. Comunque, apprendiamo soprattutto da osservazioni e analisi. Analisi approfondite, non una semplice psicoterapia, ma riunioni tenute cinque volte alla settimana. In questi casi uno regredisce e dopo un certo periodo, che varia da sei mesi a tre anni, rivive con l'analista gli eventi prima menzionati. Visto che ha pagato per tre anni, ora è negativo o presenta molto presto una forte rabbia contro di me, è colpa mia per tutto! Molto spesso

---

[12] Magnetic Resonance Imaging.

arrivano persone gravemente disturbate e se la prendono con il medico perché gli ha distrutto la vita! Partendo da qui, cercano insieme di vedere se l'altro riesce a ricordarsi cose. Io, nell'analisi su me stesso, ho raggiunto il punto di ricordarmi cose del mio primo anno di vita, della nascita di mio fratello e di molti fatti traumatici. E anche tutte le cose di cui siamo a conoscenza adesso sono con riserva. Piano piano, come in ogni scienza, apprendiamo cose nuove, ne confutiamo alcune, ne completiamo altre...

DOMANDA: Da quello che dice, mi rendo conto che abbiamo creato un danno a nostro figlio, che ora ha nove anni e soffre di varie fobie. Un adulto può venire da lei perché lo aiuti. Un bambino che fa?

RISPOSTA: Poiché sono sia psichiatra infantile che terapeuta di psichiatria infantile, ho fatto terapia a moltissimi bambini piccoli, persino a neonati. Al bambino non spieghi queste cose. Lo vedi e lo ascolti insieme alla madre. Vedi come la madre si comporta col bambino. La terapia avviene con la madre praticamente. Quando il bambino è più grande, facciamo una terapia familiare e di solito vediamo i genitori più frequentemente. In Inghilterra, dove dirigevo una clinica psichiatrica e di psichiatria familiare, in cui avevamo 800 casi all'anno, vedevo solo i genitori e se trovavamo qualche cosa per migliorare il loro comportamento, migliorava anche il bambino. Rimanevano stupiti, perché il bambino non l'avevo visto per niente.

DOMANDA: Vuole dire che così come si svolge le vita all'interno della famiglia, un mio comportamento particolare ripetuto può provocare un problema al bambino?

RISPOSTA: Può farlo, perché alcune esperienze sono state come incapsulate. Dopo i cinque-sei anni, qualsiasi problema il bambino abbia, si sposta nell'inconscio e crea dei sintomi, cioè disturbi di comportamento, elementi compulsivi. In questo caso può esserci bisogno di terapia familiare o talvolta anche di terapia individuale del bambino. Ma è difficile che tutto ciò cambi. Cerchiamo di cambiare le cose prima che si arrivi al disturbo. Quindi ha importanza la prevenzione.

DOMANDA: Le cose cambieranno quando i genitori si prenderanno le loro responsabilità?

RISPOSTA: In Italia, tutti diamo la responsabilità agli altri. Ma non è solo questo. Anche se la responsabilità la prendono i genitori, non sanno quello che devono fare e le cose non sono semplici. Molti chiedono: "Che posso fare per mio figlio?". Ormai è andata...il bambino soffre, non sta bene e tutta la famiglia ne paga le conseguenze.

DOMANDA: Si potesse andare indietro nel tempo, e ci fosse anche una specie di manuale d'uso dove leggere quello che è giusto per non essere fuorviati...perché come dice lei, moltissimi oggi si atteggiano a esperti e possono anche ingannarti!

RISPOSTA: Molto di frequente. Tutti questi psicologi dell'infanzia, specialisti di salute mentale, consulenti matrimoniali. È una professione permessa a tutti. Ultimamente la Comunità Europea ha istituito commissioni per vedere di fermare questo fenomeno. Che non possa esercitare chiunque una tale professione, come chiunque non può fare il medico o l'avvocato perché lo metterebbero in galera. Che eserciti la professione solo chi ha conseguito un'istruzione specifica.

La psicoterapia è ancora in fasce. Non è semplice cambiare la mente delle persone con le parole. La mente cambia attraverso la relazione che uno instaura con lo psicoterapeuta, ma ci vuole tempo, soldi e un terapeuta istruito molto bene, che è raro. Quello che suggerisco da anni è di fare lezioni di vita nelle scuole. I giovani imparino da allora. In Inghilterra organizzavo gruppi di persone che volevano mettere su famiglia o gruppi di donne che avevano appena partorito. Anche in Grecia ho costituito un gruppo del genere, e il caso ha voluto che tutte le partecipanti fossero state addestrate nella società che abbiamo. Otto donne di loro hanno avuto dieci o undici bambini, nel periodo del corso di formazione, dove trattavamo continuamente questi argomenti. I figli, non so se casualmente, sono venuti tutti benissimo. Si ammalavano meno della media. E adesso che ancora li seguo e hanno 10-12 anni, sono ragazzi che stanno bene, senza problemi particolari.

DOMANDA: Ha detto che anche sua moglie lavorava. Dato che le donne oggi lavorano o devono farlo, come si può trovare un equilibrio, o un qualche compromesso? Che si deve fare?

RISPOSTA: Innanzitutto, allora queste cose non le sapevamo. E anche le avessimo sapute, non avevamo da mangiare e quindi lavoravamo tutti e due in Inghilterra, per forza. Quindi una soluzione non c'è. L'unica che è stata trovata, per la quale ho combattuto personalmente lavorando nei comitati del Ministero[13] per venticinque anni, è che le madri prendano un permesso retribuito di un anno nel servizio pubblico, progetto che ha avuto successo. Nel settore privato non è ancora in vigore la retribuzione, ma ci impegniamo perché lo diventi. Questa è l'unica soluzione anche se non è quella ideale. Altrimenti che ci siano lezioni e che si tenga almeno la stessa baby-sitter, che non si cambi al minimo pretesto.

DOMANDA: Un individuo può conquistare la maturità quando cresce?

RISPOSTA: La maturità si conquista soprattutto nel primo anno, ma anche nei successivi tre-

---

[13] Ministero greco del lavoro e delle politiche sociali.

quattro. Se uno non matura allora, dopo è difficile. La psicoterapia, relazioni o condizioni definite, possono aiutare in seguito.

DOMANDA: Nell'Europa meridionale[14], le persone, uomini e donne, hanno un livello di maturità tale da sviluppare relazioni interpersonali sane e qual'è la percentuale corrispondente in altri Paesi, secondo la sua stima ed in base alla sua esperienza?

RISPOSTA: È una cosa difficile da misurare. Ci influisce la cultura, la storia di una nazione, le peculiarità di ciascun Paese. Tanto più arretrato è un Paese, tanto più immaturi sono quelli che ci vivono. Qui siamo immaturi dal punto di vista delle relazioni; all'estero avevo visto molte coppie che si amavano veramente, qui meno. Qui parlano tutti

---

[14] La domanda originale riguarda la Grecia.

d'amore, tutte le canzoni sono d'amore e nessuno ama l'altro. Siamo un popolo egocentrico, ognuno pensa solo per sé, non riusciamo neanche a lavorare in equipe. Non sono l'unico a dirlo, è una cosa risaputa.

DOMANDA: Conosce un popolo che possieda questo requisito, quest'arma segreta?

RISPOSTA: Ogni popolo ha i suoi segreti, il che va bene, e dappertutto c'è questa immaturità, perché dappertutto si cresce così. Ma certamente alcuni elementi sono più evoluti in Paesi come quelli Scandinavi, l'Inghilterra, la Francia. L'Italia è un po' meglio della Spagna e della Grecia che ci assomigliano e sono Paesi mediterranei.

Alcuni bambini, che hanno percorso il primo anno normalmente, senza cambi di persone, dopo il primo anno sviluppano una forte rabbia, sbattono e urlano, nonostante crescano in una famiglia sana, senza problemi particolari. Molti dei problemi sono occulti, latenti.

DOMANDA: E se questo sano primo anno fosse anticipato?

RISPOSTA: Come può saperlo! Per chiunque è difficile giudicare da quello che vede e crede.

DOMANDA: Mi riferisco ad un'esempio specifico, di cui so.

RISPOSTA: Moltissime persone dicono di aver avuto un'infanzia molto serena. Purtroppo vengono a crearsi problemi anche nei successivi 3-4 anni. Il medico è in grado di capire quale madre è stata brava. Per gli altri è difficile. La madre può anche credere che il primo anno sia stato meraviglioso, ma risulta invece che questi bambini hanno problemi proprio ad iniziare dal primo anno. Ad ogni modo, durante il secondo anno, a ragione, si sviluppa una rabbia, un'avversione, che è elemento naturale, che caratterizza il secondo anno. Il bambino dice no a tutto, si innervosisce, brontola, cerca di rendersi autonomo. Sul come la madre affronta questa situazione, vedremo più avanti.

DOMANDA: Quando un adulto si affida alla terapia perché sente che qualcosa non è andato bene nel corso del suo primo anno di vita, c'è possibilità di correggere qualcosa?

RISPOSTA: C'è, ma dipende dal tipo di problema che uno ha e dalla sua disponibilità economica. L'analisi costa molto; normalmente è cinque volte alla settimana per cinque, sei anni. Analisi non significa andare dallo psichiatra una volta all'anno. Quindi si parla di molti soldi. In terzo luogo, dipende da che psicanalista troverete. Istruiti e di talento sono pochi, come le buone madri. In sostanza lo psicanalista deve anche essere una buona madre: questo rivivete un po'. Problemi come quello del primo anno, sono difficili da correggere, perché si è creata una deprivazione reale. I problemi del secondo-terzo anno sono correggibili in percentuale maggiore. Molti migliorano tantissimo e cambia loro la vita, ma mai quanto avrebbero voluto.

DOMANDA: Ha detto che se le cose non vanno bene, alcuni neonati divengono nevrotici e altri molto calmi, sottomessi. Se entrambi i fenomeni si alternano in un neonato?

RISPOSTA: Parliamo in generale. Nessuno piange dalla mattina alla sera. Parliamo di una situazione più generale di un bambino nevrotico e insoddisfatto. Appena vedo il neonato e la sua famiglia, capisco dall'inizio se il sintomo è maligno, se il bambino ha un problema. Altrimenti, delusioni abbiamo tutti, tutti abbiamo problemi, da analizzare o meno. È diverso essere depresso dalla mattina la sera.

I bambini sono esposti alle frustrazioni, così come gli adulti: la mamma va in cucina, la mamma dorme, la mamma si annoia. Sono anche adattabili e non hanno bisogno della madre ideale, anche perché non esiste. Hanno bisogno di una madre abbastanza brava, imparano ad accettarla così com'è. Lo stesso accade anche in seguito, quando si sposano: quando sono riusciti in qualche modo ad assimilare questo dalla madre, trovano di nuovo una compagna abbastanza brava e accettano che a volte li deluda. Esiste matrimonio in cui uno non deluda l'altro? Quando vengono da me coppie e mi dicono che litigano, insegno loro a litigare in modo costruttivo. Fanno una litigata e poi di nuovo insieme. Esiste forse qualcuno che di tanto in tanto non dica: "Perché diavolo ho scelto questa persona?"

DOMANDA: Quanto influisce in un neonato durante il primo anno, avere una situazione di costante instabilità, traslochi, confusione in casa? Nel caso in cui, nonostante la madre gli sia rimasta vicino, ha instabilità nel sonno, per esempio?

RISPOSTA: Il neonato non ha problemi con i traslochi, dal momento che porta la mamma con sé. Influiscono però sulla mamma. Può darsi che sia un'ottima madre, ma non in quel momento. Può darsi che le condizioni la rendano non altruista. Nonostante sia brava, può non esserlo in questo periodo specifico. Noi guardiamo che cosa riceve il neonato, se la madre è un oggetto utile al bambino. Non è colpa vostra, ovviamente, se bisogna che stiate per sei mesi in ospedale, ma il bambino ne avrà un trauma. Se ha voi, anche se andate al Polo Nord, non ha problemi. E ancora, se le cose non vanno bene con vostro marito, dal momento che vi interessa la vostra relazione, non è facile che offriate a vostro figlio felicità, non siete disponibili per il bambino. Se ho un forte mal di denti, non riesco ad offrire molto nella terapia, non sono disponibile per il malato e molti di loro lo capiscono, perché non ne traggono vantaggio. Se non hanno la sicurezza che io sono con loro non possono riceverne un appoggio. È così anche il neonato: se capisce che la mamma è un po' triste, dolorante, isolata, arrabbiata, addolorata, malata, non riesce a nutrirsi, non solo di cibo, ma di tutto ciò di cui ha bisogno.

DOMANDA: Parlo di un neonato che portano a mangiare in trattoria, di qua e di là, che ha una vita instabile...

RISPOSTA: A patto che non gli diate troppo alcool! In altri Paesi, come è noto, le madri lavorano e lo portano sulla schiena. Crescono benissimo.

DOMANDA: Non è forse scellerato quello che avviene nei reparti maternità, dove tengono i neonati in spazi comuni? Fatta eccezione per alcune cliniche, dove stanno vicino alla mamma, negli altri te lo portano ogni tre ore. Per cinque giorni, cioè, il neonato vede la madre due ore su ventiquattro.

RISPOSTA: Quello che dice è giusto. Abbiamo portato avanti molte battaglie, lezioni in ospedali pediatrici e in vari reparti maternità pubblici e privati. All'estero c'è un movimento, che ha avuto inizio da un medico francese influenzato dalla psicanalisi, perché facciano uscire i bambini e li mettano immediatamente sulla pelle della madre. Oggi ormai uno può scegliere di farlo! L'altro trattamento è un errore, ma che fare? Da un'ampia ricerca che ha luogo in Inghilterra è emerso che i prematuri che mettevano nel vello di pecora, appena nati, andavano molto meglio di altri che mettevano in quelle tele incerate che hanno negli ospedali.

Le prime note ricerche di Harlow erano su scimmie. Mettevano i neonati delle scimmie alcuni con la madre naturale, altri con una "madre" pelosa, altri ancora con una "madre" di filo metallico. Quelli con la madre di fili metallici, erano asociali, difficili, aggressivi, si ammalavano, morivano. Queste sono ricerche che per prime ci hanno fatto capire l'importanza della pelle per il bambino, cioè che è un fatto di vita o di morte per lui.

DOMANDA: Crede che siano questi primi cinque giorni di vita dei bambini mediterranei, così come si svolgono da decenni, a segnarci a vita e a farci diventare così problematici?

RISPOSTA: Questo non deriva solo da quei cinque giorni. In sostanza dai prime cinque anni, con il primo come più importante, e si corregge quando la madre è abbastanza brava. Se le cure principali sono venute da *una sola* persona, allora il bambino riesce a sopportare anche vari colpi.

DOMANDA: È stato notato qualcosa di particolare nei prematuri che devono rimanere qualche giorno in più nell'incubatrice?

RISPOSTA: I bambini immaturi hanno più problemi in genere, ma anche questo dipende dalla loro vita all'interno della famiglia, in seguito.

DOMANDA: Come si definisce il concetto di maturità, della madre per esempio? Tutto quello che ha detto è reversibile senza psicoterapia?

RISPOSTA: La maturità consiste nel come un bambino cresce, come abbiamo detto e ripeteremo. Non si riferisce all'accezione comune di maturità. C'è quando i primi stadi di vita sono stati superati in modo normale, soddisfacente. Ho parlato di come il neonato passando attraverso la madre inizia a maturare già dal primo anno. L'immaturità non la prende a vent'anni. Se c'è l'hai da allora, migliori, o peggiori, con le esperienze del secondo e terzo anno. Se invece sei molto disturbato, molto immaturo, difficilmente migliori, probabilmente diventi peggio. Non riesci ad affrontare i problemi. La ragazza ti lascia...il figlio ti viene confuso...il tuo capoufficio è uno rigido...Questi tipi di cose, sono più facili da affrontare per una persona matura. L'altro ci soffre ed è così che viene da noi.

Se uno è abbastanza maturo, nelle fasi successive matura ancora di più: a scuola, con una buona relazione...La terapia migliore per prevenire tutto ciò è trovarvi una brava mamma! La seconda cosa è trovarvi una brava moglie. Moglie è anche l'uomo per la donna! La relazione fondamentale della donna con l'uomo è prima come madre e dopo viene il padre. Lì i problemi non sono solo quelli sessuali, è la relazione essenziale che è relazione madre-figlio, sia che l'altro sia donna o uomo. Il problema è che se sei immaturo, ti scegli un compagno immaturo, perché con uno maturo parlate una lingua diversa. L'immaturo tende a prendere di continuo e non è facile nel dare.

DOMANDA: Per quanto riguarda i bambini che sono stati adottati, che hanno trascorso un periodo piuttosto lungo in un Istituto, bisogna essere pronti ad offrire qualcosa in più al figlio da piccolo, qualche sostegno extra per assicurarlo che lo ama?

RISPOSTA: Dipende da quando è stato adottato.

DOMANDA: A un anno, uno e mezzo o più tardi.

RISPOSTA: Molti dei bambini adottati hanno problemi. Più tardi hanno problemi d'identità, quando vengono a saperlo, perché da qualche parte verranno a a saperlo, qualcuno qualcosa dirà loro. Sorgono problemi soprattutto nell'adolescenza.

DOMANDA: Se li metti piccoli in un programma di psicoterapia, possono avere un'evoluzione migliore?

RISPOSTA: La psicoterapia aiuta tutti, ma di bravi psicoterapeuti ce ne sono pochi. Se non lo sono, le cose peggiorano, come con una cattiva madre. Per questo propongo lezioni di vita a scuola per i ragazzi e scuole per i genitori.

DOMANDA: Come si trova un buono psicoterapeuta?

RISPOSTA: Come trovi anche una buona moglie. Innanzitutto uno deve capire se gli va a genio, se può costruire una relazione con lui. In secondo luogo, si possono raccogliere informazioni da persone che sono state da lui. Terzo, uno può affidarsi ad organizzazioni, che hanno una qualche fama. Lì in genere si raccomanda qualcuno che ha ricevuto una certa formazione professionale, il che dimostra che vuole fare quel lavoro onestamente.

Nei cinque-sei anni necessari ad avere questa formazione, ha compreso svariate cose su se stesso che può proiettare sui pazienti e quindi avere una certa credibilità.

DOMANDA: Qual'è la giusta distanza temporale tra la nascita del primo e del secondo figlio?

RISPOSTA: Credo due-tre anni, dipende dalla situazione. Molto presto è difficile, perché il bambino non è ancora sazio della mamma quando improvvisamente la perde. Io, una volta, ho strappato mio fratello dal seno di mia madre per succhiare al suo posto. I primogeniti soffrono di queste cose. Il problema non era il cibo che mi prendeva, ma il fatto che mi avesse rimpiazzato. È come se la moglie portasse a casa un altro, bello e giovane, e dicesse al marito che da allora in poi vivranno tutti insieme, dormirà con quello nuovo, ma..." anche tu sei mio marito"! Quello che mi diceva mia madre: "Te ora sei grande, non hai bisogno di tanti abbracci". Aveva ragione, quello piccolo aveva più bisogno, ma la gelosia mi divorava. È per questo che i primogeniti divengono aggressivi con i secondogeniti ed hanno in genere più problemi di loro. In compenso, di norma, sono più intelligenti, hanno maggiore leadership, perché hanno imparato con gli adulti e sono obbligati a svilupparsi più in fretta. I secondogeniti pensano più: "chi se ne frega!". Hanno il loro fratello, di regola le cose vanno più lisce, ma ovviamente questo non vale per tutti. Ad ogni modo, la maggior parte dei leaders sono primogeniti!

TERZA CONFERENZA

Il secondo anno di vita: il periodo anale

Entriamo adesso in una comprensione più consapevole del mondo da parte del bambino. Nella prima conferenza abbiamo accennato alla vita embrionale e alle conoscenze che oggi abbiamo riguardo le influenze sul bambino, in seguito su di noi, visto che come abbiamo detto il bambino è il padre dell'adulto. Nella seconda conferenza, abbiamo parlato di quanto sia importante il primo anno di vita, poiché il bambino ancora non ha alcuna possibilità di affrontare l'ambiente. Per "ambiente" si intende la madre ed ogni cosa che la circonda. Quindi l'influenza che lei ha è molto grande. Il neonato, non avendo ancora le capacità mentali per capire, assorbe le influenze dall'ambiente e le esperienze che, volente o nolente, si impiantano dentro di lui. Questo succede anche negli animali, lo chiamano *imprinting*, cioè lo stamparsi dentro delle prime esperienze. È questo a determinare, in gran percentuale, il modo in cui affronterà le relazioni, il mondo, le difficoltà, i sintomi che svilupperà nel corso della vita. L'altro importante elemento sono i geni, ma ho ribadito che negli ultimi cinque-sei anni la cosiddetta *Epigenetica* ha dimostrato che anche questi possono essere influenzati moltissimo dall'ambiente.

Abbiamo detto che il primo anno il bambino, visto che inabile, ha bisogno di sicurezza. La prima sicurezza consiste nel creare il senso del proprio corpo, che da qualche parte inizia e da qualche altra finisce, che esiste come entità indipendente. Ci vogliono dai sei agli otto mesi perché si crei questo senso. L'organo indispensabile per questo è la sua pelle. Dal momento che la pelle è importante, bisogna mostrare al bambino dov'è la sua pelle, dove sono i suoi limiti. Questo avviene con le carezze materne. Così il bambino inizia ad esplorare questo continente sconosciuto, che è se stesso. Poiché non ha il senso dei limiti, ha una percezione "panteistica", che lui è parte del mondo ed il mondo parte di lui. Tuttavia, attraverso la pelle e le carezze della madre, inizia a capire di essere qualcosa di distinto da lei. Questo crea gravi problemi dai quattro agli otto mesi, che è il periodo della separazione e della individualizzazione. In quel momento la madre non deve allontanarsi, deve essere il più possibile vicina, perché il bambino è molto insicuro ed ha bisogno di una presenza costante.

Una madre portò una graziosa femminuccia di otto mesi e mi chiese: "Non so se facciamo bene, tutti mi dicono di metterla in riga, perché fa quello che vuole. Quando deve finire questo?". Questa è una buona madre: la nutre quando ha fame, la carezza quando ne ha bisogno. Parleremo allora della socializzazione del bambino.

La fase anale

A un anno, un anno e mezzo, nel piccolo si è formato il senso d'identità, si è reso conto dei suoi limiti e le funzioni cominciano a maturare dentro di lui. Per esempio: prima di un anno il sistema nervoso non è maturo e quindi non abbiamo il controllo assoluto degli sfinteri, pertanto è molto difficile e per il bambino pericoloso iniziare a insegnargli il controllo degli sfinteri da sei, otto, dieci mesi. Non può riuscirci e si crea in lui un senso di disperazione, rabbia, impotenza, incapacità e bassa autostima. Ad un anno, un anno e mezzo avviene l'inserimento del bambino nell'idea che l'avventura della vita ha anche problemi e frustrazioni più forti rispetto al primo anno. Esattamente in quel momento entriamo nel secondo stadio, che è la fase anale della nostra vita.

Ora il bambino inizia a capire che ci sono regole per il modo in cui si comporta in famiglia, e attraverso la famiglia nella società. In quel momento inizia il controllo degli sfinteri, visto che non può urinare dove vuole, come fanno gli animali (tranne quelli domestici, che diventano nevrotici anche loro, perché imparano qualcosa che non è naturale per gli animali). Così insegniamo anche noi al nostro "animaletto" che la società non permette queste cose, cosa che il bambino non riesce a capire, visto che oltretutto non è neanche naturale che uno si trattenga. Questa comunque è la civiltà, è così che deve essere per motivi igienici e non solo. Questa è la prima grande delusione e reazione del bambino all'ambiente. Ha d'altronde un'importanza enorme per l'organizzazione della società, sono le prime reazioni politiche. Il sistema nervoso è maturato ed è quasi pronto per il controllo apertura-chiusura degli sfinteri. Il contrario avviene alla fine della nostra vita. Il sistema nervoso si rilassa, non possiamo trattenerci, andiamo in bagno di continuo, lo stesso che succede con alcune malattie che danneggiano il sistema nervoso.

È molto importante il modo in cui la società, per mezzo della madre, inibirà questo bisogno istintivo del bambino, per costringerlo a una disciplina: non urinare, non defecare quando vuole lui. Serve un'estrema attenzione da parte di genitori: non può avvenire prima, ma non può avvenire neanche più tardi, perché in questo caso si è abituato a qualcosa che è un piacere per lui. Ci sono genitori che iniziano l'educazione degli sfinteri a quattro-cinque anni. Il bambino ha imparato in un altro modo, che gli produce anche un piacere edonistico, il farsela addosso, e che dopo è molto difficile cambiare. E non è solo l'educazione degli sfinteri. L'educazione è in genere molto importante per noi psicanalisti, perché tramite essa il bambino vede come affrontare il mondo, le relazioni con gli altri. Tramite essa inizia ad accettare anche altri divieti, modi di comportarsi e di rapportarsi. "Non devi picchiare il tuo fratellino, non devi tirare la roba, non devi mordere, non sputare..."- Tutte le cose che impariamo, la prima socializzazione del bambino che lo prepara all'ingresso nel mondo normale. Quel mondo che è difficile, che si adatta più ai bisogni della civiltà che ai nostri bisogni. La civiltà ci offre protezione in cambio della quale siamo obbligati a rinunciare ad alcuni dei nostri bisogni. Lo stesso avviene con il sesso, nel quale facciamo ingresso in uno stato particolare.

Sottomissione o anarchismo?

Che fa il bambino adesso? Per la prima volta ha diritti e doveri. Durante il primo anno ha le nostre cure, gli diamo tutto affinché crei un senso di sé stesso stabile e autostima, perché lui non è in grado di offrire niente. A partire dal secondo anno tuttavia, l'amore della madre, della società attraverso la madre, e del padre non è assoluto e senza limiti. Il bambino inizia a capire che la madre disapprova, se lui fa qualcosa che gli è stato detto di non fare; dall'urinare e dal controllo degli sfinteri a disturbi di comportamento. Mia figlia, come molti altri bambini, quando le davi del cibo per insegnarle a mangiare, sbatteva sdegnosa il piatto sul tavolo. Lì deve capire che ti arrabbi e dipende da come gestisci la cosa se il bambino inizia ad acquisire un senso di disciplina. Quando la madre è molto rigida, può darsi che il bambino divenga assoggettato. Questo farà di lui un "bravo" bambino in seguito, ma con problemi psichici. Avrà accumulato aggressività che ha paura di esprimere, avrà una bassa autostima, ed un senso ridotto di quello che può fare e di quello che non può. È vero che questi successivamente sono i bravi impiegati, quelli che sono stati "schiacciati" ben bene dalla mamma o dai genitori per abituarli ad ubbidire. Questo è quello che più tardi fa l'esercito. O che in passato facevano nell'antica Sparta, l'assolutismo. Quando andai in Unione Sovietica, ci condussero in vari campeggi, c'erano bambini di tre-quattro anni, pionieri, che cantavano, si esibivano in parate militari, già pedine. Di questi aveva bisogno il regime.

Fanno lo stesso anche tutti i sistemi politici: intervengono prima che possano, per avere degli uomini ubbidienti, delle marionette. In realtà fanno lo stesso anche le religioni: ci introducono da molto piccoli verso la giusta educazione. Ci dicono in cosa dobbiamo credere e in cosa non, senza avere alcuna possibilità di pensare a quello che scegliamo. Ma così funzionano i poteri. Certo che tanto più democratico e libero è un Paese, quanto minori sono gli interventi che fa. Tanto più è assolutistico, quanto prima interviene tramite i genitori nell'educazione dei ragazzi, in modo che si evolvano nei cittadini che vuole.

Ora, il bambino, o perché ha i geni un po' più forti, o perché è molto arrabbiato, può darsi che reagisca in modo forte a quest'educazione. Allora siamo di fronte al bambino difficile, comune in Italia, che non si lascia educare, i cui sfinteri non si regolano facilmente. Ha un comportamento difficile: piange, sbatte, tira la roba, picchia il fratello minore. All'asilo, quando andate a parlare con le maestre vi dicono: "È un bimbo difficile, non parla, picchia gli altri bambini..".

In seguito, nella vita, diverrà quello che chiamiamo "anarchico". Gli anarchici sono quelli che a suo tempo non hanno accettato la sottomissione cieca ai genitori e nel volto dei genitori vedono la società. È vero che c'è differenza da genitore a genitore, ma tutti i genitori cresciuti in Italia hanno una psicologia specifica, diversa è in Germania, ancora diversa in Giappone. La reazione di questi ragazzi consiste nell'essere contro tutti. Questo significa anarchia, assenza di un ordine, quindi in questo caso ci sarà ordine, sostengono gli anarchici. In altre parole, quando vengono abolite le leggi e lo Stato, l'uomo scoprirà sé stesso e costituirà una società migliore, ma non imposta dall'alto. Questo è un ideale sociale che finora non si è realizzato, ma ci sono stati Paesi anarchici, dove con il fermento sociale sono venuti a crearsi problemi molto gravi. Detto ciò, il modo in cui una società si organizza è tema filosofico, politico, storico e così via.

L'allegro bambino maturo

La democrazia richiede maturità. Così diventa il bambino che non è né assoggettato né anarchico. La brava madre, e il bravo padre e l'atmosfera di casa, pongono dei limiti che sono elastici e si adattano allo sviluppo del bambino. Mettono anche punizioni. Non è necessario picchiare il bambino, come facevano in passato. L'ho visto: da due anni in poi li tenevano attaccati ad un albero a testa in giù. Alle femminuccie che urinavano, aprivano loro le gambe e mettevano sotto una fiaccola accesa per far loro paura e perché smettessero. E la bambina era davvero impaurita, in seguito non poteva avere né rapporti sessuali né niente. Questi sono esempi estremi. L'educazione avviene piano piano. È difficile. Il modo migliore per ottenerla è avere una brava madre, che ci trasmette questi messaggi, in modo che i limiti siano introdotti un po' alla volta, progressivamente. Anche con punizioni che il bambino possa sopportare. Non diciamo, per esempio, "non ti amo, perché hai fatto questo", diciamo "quello che hai fatto è sbagliato". Il messaggio è "io ti amo, ma sarai punito: non mangerai il dolce, rimarrai lì a sedere nell'angolo, non usciamo a fare un giro, non vedrai il programma che vuoi alla televisione". Deve avere la sensazione che lo amiamo, ma ha fatto qualcosa che in casa non è accettabile e ci saranno delle conseguenze, come per tutti noi. Quando cresciamo, non possiamo fare quello che vogliamo. Un bambino che non ha imparato questo da allora, non accetta niente. A scuola, nella società, sarà un anarchico, dirà no a tutto, non accetterà niente. Il bambino accetta le indicazioni della madre se sente che lei lo ama.

D'altra parte i bravi cittadini soffrono anche loro, perché reprimono quello che vogliono e vengono a crearsi nevrosi, diventano i migliori clienti degli psicoterapeuti. Hanno accumulato dentro di loro molte cose: rabbia, depressione, ansia. L'altro, l'anarchico ha ira. La società soffre per causa sua, diventa un criminale, un rivoluzionario, non per motivi sociali, ma perché non riesce ad accettare inibizioni dalla società. Talvolta diviene anche aggressivo sessualmente. Tutti sappiamo che è assolutamente naturale che quando l'uomo vede la donna, voglia avvicinarla. Un bimbo di due anni, che vede la madre mezza nuda, va a tuffarsi nel punto critico e lei grida: "No, non..!". Tutti i bambini tentano di avvicinare sessualmente la madre, le sorelle, i maschi soprattutto quando hanno due o tre anni, ma anche le femmine. Ci insegnano invece che questo è proibito e deve succedere in modi precisi socialmente accettati, che purtroppo di solito creano problemi psicologici.

Il bambino ha maturato molte cose dentro di sé, le funzioni del suo corpo sono più mature, inizia a camminare. La semovenza è un enorme passo avanti nel corso della nostra vita, per questo che molti, specialmente uomini, hanno una fissazione incredibile per le macchine. Oltre al significato sessuale, significa anche libertà di andare dove vuoi. Quando sei neonato, ti muovi con l'autobus mamma, dentro il suo abbraccio, non può essere altrimenti. Adesso, per la prima volta, il bambino usa la sua automobile, le sue gambe. Questo gli dà un senso enorme d'indipendenza, orgoglio e capacità di imporre la sua volontà. Ha già chiaro il senso di sé stesso e così, dal momento in cui entra nello stadio anale, comincia a dire "no". È il cosiddetto periodo della contestazione. Questo è un anno difficile per il bambino, perché è allora che avviene la sua educazione. Ma il bambino in questo momento è contro tutto. Mia figlia, se le dicevi di mangiare qualcosa (verdura, che nessun bambino vuole), diceva di no. Se le dicevi di lasciarlo, che l'avresti mangiato tu più tardi, diceva: "Allora lo mangerò io". In questi casi, piano piano serve senso dell'umorismo, e capire quando dobbiamo cedere un po' e quando imporre il nostro volere. A patto che sia logico e che sia per il bene del bambino. È difficile: ogni madre sviluppa la sua tecnica. Non ci sono risposte automatiche. Soprattutto ci si rifà al modo in cui i nostri genitori si sono comportati con noi. Il modo in cui cresciamo è registrato in una cassetta che abbiamo in testa. Dal momento in cui diveniamo genitori, la cassetta inizia a funzionare, per quanto riguarda il modo in cui ci comporteremo con nostro figlio. Quanto più uno è immaturo, tanto più ripete la cassetta, fino al 100%. Ti picchiava tua madre, anche tu picchierai tuo figlio. Più uno è maturo, più è possibile che cambi questo scenario costrittivo di ripetizione dell'educazione del bambino. Per questo la nevrosi di solito non è ereditaria, ma diventa ereditaria proprio in questo modo. Se i genitori sono molto immaturi, non hanno superato gli stadi in qualche modo soddisfacentemente e sono molto agitati, il bambino percepisce segnali contraddittori. Il babbo lo picchia di continuo e la mamma non dice niente. La mamma lascia fare al bambino quello che vuole e il babbo è molto severo. Il bambino si masturba, ognuno reagisce in modo diverso. Quando questi messaggi contraddittori si ripetono per due-tre generazioni, creano psicosi, tipo schizofrenia o pazzia. Oltre che due-tre generazioni, perché accada questo ci vuole anche una certa predisposizione. Vengono da noi molti genitori, uno in un modo e uno in un altro. Spiego loro che tipo influenza questo avrà sul bambino, in modo che da allora in poi nelle cose importanti abbiano un modo di fare comune. Altrimenti il bambino si disorienta, si confonde e questa confusione dopo tre generazioni diviene completa, tale da rendere in seguito inutili anche le psicoterapie.

Quando è nella prima fase, i genitori possono intervenire con l'aiuto di qualche esperto, non di un pediatra, ma dell'esperto giusto, psichiatra infantile analista. Il pediatra molte volte consiglia quello che ha appreso da sua madre. Lasciamo stare il super-potere, la mamma della neo-mamma, che arriva per aiutare...Lasciamo stare anche il conflitto tra suocera e nuora, che non si manifesta direttamente, ma con lamentele e insinuazioni, che fanno sentire il neo-padre colpevolizzato perché "non ama" la sua mamma...tutti questi sono fenomeni comuni nella società italiana. Persino mia madre mi lanciava alcune frecciate, per esempio che lo scopo del bambino è di amare la sua mamma. Invano le dicevo che anche la mia ragazza ha una madre...visto che "di mamma c'è n'è una sola"...

Queste cose creano problemi, perché i nuovi genitori sono confusi dalla saggezza superiore dei loro genitori, con la quale sono cresciuti. Anche se non la vedono giusta, non riescono facilmente a cambiarla, l'hanno come assimilata in modo forzato. Ed è così che il bambino ha problemi: molti hanno reazioni fortissime. Non è che gli anarchici hanno scelto di diventare anarchici. Erano in un clima familiare del genere e hanno detto: "Andate al diavolo, farò quello che mi pare!". Sono gli stessi che per due sciocchezze fanno sciopero, quelli che divengono capi dei sindacati e traviano gli altri convincendoli a chiedere di più. Di solito si arrangiano per trarne loro stessi dei vantaggi. Non sono contrario al sindacalismo, ma da noi molti "capi sindacato", appena si sono sistemati economicamente con i noti sistemi, abbandonano il sindacalismo e divengono parlamentari e ministri, e si trovano allora a vedere le cose dall'alto. Da quella posizione, lo vediamo ogni giorno in televisione, parlano contro le rivendicazioni dei lavoratori.

Abbiamo quindi, una battaglia tra sottomissione e anarchia all'interno, chiamiamola così, di una classe democratica, nella quale il bambino gode di vari diritti. Lo lasciamo scegliere alcune cose, ma facciamo valere le regole della famiglia. Un bambino piccolo non può andare a letto all'una di mattina, per vedere un film di guerra o pornografico. Molti genitori vengono da me e mi dicono che si sveglia, accende la tv e guarda film pornografici! Già da molto piccoli, due, tre anni. Si intende che gli adolescenti lo fanno di norma. Pertanto, ha importanza quali sono i diritti del bambino e su cosa invece imponiamo il nostro volere.

La fase fallica-Il bambino e il sesso

Siamo in un altra fase della vita, il cui bisogno fondamentale è il sesso: il legame con l'altro volto e il piacere che provoca la sessualità, le carezze, l'atto sessuale. Questi non sono solo fenomeni dell'adolescenza. Alcuni dicono: "Che vada all'università, che studi e dopo si occupi di queste cose!". C'è sessualità dal primo momento che il bambino nasce, maschietto o femminuccia che sia. Ce l'ha messa dentro la natura. È sperimentalmente provato. Le femminuccie si strusciano felici le gambine già dal primo giorno, hanno il liquido dalle ghiandole sessuali, le ghiandole di Bartolino. Da lì vengono secreti i liquidi, nell'atto sessuale o nella masturbazione. Allora questa storia inizia dal primo istante e finisce solo con la nostra fine.

Nel primo anno la sessualità ha una forma orale. È intorno alla bocca del bambino e ha come scopo quello di aiutarlo a sopravvivere, leccando il seno della madre. Il fatto che si tratti di sessualità e di piacere lo vediamo quando il bambino non ha fame, ma vuole lo stesso il seno della mamma e gli diamo il ciuccio o mette il dito in bocca. Dal dito non prende latte, ma prende piacere sessuale. L'altro piacere del primo anno sono in generale le carezze in tutto il corpo, il contatto epidermico. Ha bisogno di questo. La sua assenza è la causa fondamentale della disarmonia coniugale, in seguito. Le coppie che vengono dal terapeuta litigano per vari motivi ma, quando cerchi in profondità, qualcuno sente sempre di non essere amato perché non lo carezzano. Erotismo chiaramente orale.

Nel secondo anno la sessualità rimane nella bocca, perché più tardi lecchiamo seni, mangiamo caramelle, fumiamo sigarette: tutti questi sono piaceri orali. Diventa tuttavia più forte nel retto e nell'uretra, negli organi escretori, che ormai il bambino riesce a controllare. Può trattenere e non trattenere. E' su questo che si basa l'educazione. Inizia allora a provare il piacere che tutti noi ne traiamo. Sappiamo che se è passato molto tempo dall'ultima volta che uno ha urinato, quando urina ne trae piacere. Nella defecazione è ancora maggiore il piacere, del quale non parliamo apertamente, ci vergogniamo, per motivi culturali. Per quelli un po' più anziani, con il decrescere del terzo piacere, quello derivato dagli organi genitali, la defecazione diventa un enorme piacere. Se vi recate in un ospizio per anziani, di che parlano i vecchi? Dicono che hanno mangiato e se l'hanno fatta. La "cacca[15]" dico ai miei studenti, non è una parolaccia, come ci insegnano da bambini. Deriva dal greco antico, dove significava "mettere fuori", e non è affatto una parola sporca.

Insomma, nel secondo anno il bambino impara che ha un piacere: o espellere o trattenere questo prodotto dentro di sé. È così che alcuni bambini, che hanno una predisposizione congenita, trattengono le feci, e queste divengono una specie

---

[15] L'autore si riferisce alla parola Χέσιμο, in greco moderno, che deriva dall'antico greco χέζω, verbo usato anche oggi, che significa «mettere fuori», andare di corpo. Analogamente all'italiano *escremento* dal lat. *excrementum*, der. di *excernĕre* «evacuare», comp. di *ex-* e *cernĕre* «separare» – riferito appunto agli alimenti non assimilati espulsi dagli intestini. Si è preferito usare in questa sede il termine *cacca*, che ha assunto per estensione un significato spregiativo, proprio come Χέσιμο; tuttavia, κάκκη è già usato in greco, per indicare gli escrementi umani così come è presente in Aristofane il verbo κακκάω nel sign. di «*cacare*».

di pene che eccita la mucosa del retto e dell'ano all'interno. Per questo provano piacere a trattenerle e più tardi diventano tipi difficili. Se andate in una scuola, vedrete molte femminuccie fuori dalla toeletta, che spingono, che si trattengono, ma che non entrano dentro. Il bisogno di far emettere e il bisogno di trattenere il contenuto della vescica e dell'intestino le eccita. Come facciamo col vino. È fatto per bere, ma l'esperto lo annusa, lo assapora, lo tiene in bocca e dopo lo deglutisce. Lo stesso fa il bambino con i primi prodotti che genera, di cui è molto orgoglioso. È la prima volta che capisce che fa qualcosa, che genera qualcosa, può darsi che dia qualcosa, ma può anche darsi che non lo dia: può darsi che in segreto ne sia lieto. Ed è qui che il rapporto con la madre inizia ad essere intenso. Nel primo anno la mamma da e il bambino prende. La socializzazione del secondo anno è "do e prendo", come fuori nel mondo. Se il bambino è soddisfatto di sua madre, di suo padre o della filippina o di chiunque se ne occupi, allora dà feci e urina. Se non è soddisfatto già dal primo anno, iniziano i problemi. "Non te la do!". Lo metti per dieci ore sul vasino: lui niente. Appena lo togli da lì, se la fa addosso! Le mamme si arrabbiano, perché si ricordano anche le proprie esperienze, gli danno caramelle, lecca-lecca....niente! Ormai è un attacco alla mamma. In seguito, quando continuiamo a farlo, significa, in parole povere che l'abbiamo mandata... a cacare. Abbiamo generato aggressività. Questo fa il bambino con la mamma. Per tutto il giorno lei lo sposta di qua è di la perché faccia pipì. Niente. Appena lo mette sul letto, lo infradicia. Corrono dai medici e questi usano campanellini, prescrivono farmaci, la maggior parte delle volte senza successo. Perché il bambino non vuole. Quindi l'enuresi e l'encopresi rappresentano una presa di posizione nemica nel rapporto con la madre. "Non mi ami, non ti occupi di me allora io non ti do quello che vuoi. Te lo tiro in faccia". Il bambino reagisce o con una inibizione, la stitichezza, o con la diarrea. È quello che facciamo anche nel matrimonio...Non mi ha fatto, non mi hai detto? Teniamo il muso. Un giorno, due, silenzio assoluto! Questa è la stitichezza: "Non ti do quello che vuoi". L'altra è il litigio: "Non vuoi fare questo per me, vai dallo psichiatra e separiamoci!", tutto quello che la maggior parte di noi dice nella vita coniugale quotidiana. Non esiste vita coniugale senza litigio, in quanto esistono le delusioni che il bambino ha ricevuto dalla madre. Quindi quando facciamo terapia, non consigliamo di non litigare, ma di litigare costruttivamente, che l'uno ascolti l'altro, di riunirsi, di cercare anche di capire un po' sé stessi, per vedere come ci si può trovare d'accordo. Di litigare di tanto in tanto, ma poi di riappacificarsi. Non esiste una coppia felice senza litigi...

Adesso ci occuperemo proprio del sesso. Abbiamo detto che la sessualità dalla bocca si sposta al retto e all'uretra, il che significa che le mucose del retto e dell'uretra si attivano eroticamente in modo un po' più intenso ed è per questo che la sensazione diviene piacevole. Tutta la nostra vita è regolata da tre mucose, così come l'etica, la felicità e la società: le mucose della bocca, del retto e quelle degli organi genitali. La nostra morale è determinata da queste, è per questo che spesso si sente parlare di "etica degli sfinteri". Il tipo di persona a piacere orale è più dolce, accarezza, bacia, gratifica, parla. Nella vita erotica, quello che facevamo con nostra madre lo facciamo con nostra moglie: ci baciamo, ci carezziamo, parliamo e di solito durante l'atto sessuale diciamo sciocchezze, come ci diceva nostra madre. Tutte le coppie hanno trovato un nome che usano in quei momenti, che dura dall'inizio del loro amore. Invece di chiamarla Anastasia la chiami "gattina mia". Si tratta di un regresso a quel periodo. Riviviamo un po' il paradiso del momento in cui eravamo abbracciati alla mamma, uomini e donne nello stesso modo. Altrimenti che senso avrebbe dire queste cose infantili? Vengono da quella fase della prima infanzia.

Nella sessualità anale, l'avventura cambia. Perché per molti motivi, alcuni ereditari ed altri più inappurabili, la sessualità contiene una grande percentuale d'aggressività. Per fare uscire le feci serve aggressività, le spingi. Quando rimangono dentro provocano disforia. Il bambino deve liberarsi dell'aria che lo innervosisce e lo fa arrabbiare ed è per questo che la sessualità anale ha elementi sadomasochistici. L'uomo è più sadico e la donna più masochista, soprattutto per motivi biologici. La donna cioè, ha mestruazioni, partorisce, deve saper sopportare il dolore. La natura mette piacere nella bocca, perché il piccolo uomo mangi. Nello stesso modo la natura mette piacere anche nel dolore, perché la donna sopporti le cose proprie della sua natura. Definiamo masochismo la possibilità di ricevere piacere dal dolore. Le donne hanno dunque una piccola o grande percentuale di masochismo, nonostante alcune non vogliano ammetterlo. Lo vediamo anche nell'atto sessuale.

L'uomo ha elementi sadistici, che significa che è più duro e trae piacere dall'infliggere dolore. Anche questo si fonda su parametri biologici, l'uomo deve uccidere per portare cibo alla compagna. Tutti gli animali maschi uccidono. Sono gli uomini a provocare guerre, sono uomini i responsabili di tutte le sommosse, quindi può darsi che traggano un qualche piacere dall'espressione dell'aggressività. In guerra, chi sono la maggior parte degli eroi? Come quel giovane ortodosso, un ragazzetto dall'aria simpatica che fu mostrato in televisione durante il periodo della guerra contro i Serbi. Era andato in Bosnia e stava seduto a sparare a giovani donne e bambini che gli passavano davanti. Un franco tiratore per l'Ortodossia! Uno può trovare varie scuse per infliggere dolore. Pochi sono sadici, torturatori. La maggior parte sono mariti normali, che durante l'atto sessuale provocano alla moglie un po' di dolore. Così iniziamo con l'erotismo orale in genere, diciamo due paroline dolci, discorsi infantili...carezziamo, baciamo...Questo può durare un minuto, dieci minuti, a seconda degli anni che la coppia è insieme. Ripetiamo tutto il ciclo della sessualità infantile. Dopo, il sesso inizia ad essere un po' più selvaggio. L'uomo pizzica la donna, la stringe un po' più forte: lei grida: " mi fai male!". Cerchi di smettere e quella ti dice: "non smettere!". Molte donne che vengono in terapia commentano spontaneamente un amante dicendo: "Bravo ragazzo, dolce, gentile, ma quando andavamo a letto faceva un sacco di cose e poi si fermava lì. Veniva ad abbracciarmi stretta, "no, mi fai male!" - facevo io - e lui si fermava lì. Non ne posso più, si è rivelato un pappamolla!". Si intende che non mi riferisco a situazioni estreme. A poco a poco il tono della conversazione cambia. Mentre all'inizio, come nel primo anno di vita, la conversazione è dolce, nella fase anale la maggior parte delle persone dice parolacce: gli uomini cose aggressive, sostanzialmente senza alcun motivo. Fanno l'amore, non la guerra! Nonostante ciò, dà piacere, viene fuori la parte masochistica e più tardi quella sporca. Iniziamo ad abbinare, cosa anch'essa priva di un senso, le feci e l'urina con la sporcizia. Questa è una peculiarità culturale. Nessun animale considera le proprie feci sporche, anzi in genere l'animale ne è fortemente attratto, anche quando si trova davanti quelle altrui. Quando avevo il cane e lo portavo a spasso, girava da una merda all'altra, annusava le femmine etc..Noi abbiamo imparato che queste cose sono "cacca" per motivi igienici. Perché deve esser cacca, cioè qualcosa di sporco, che viene da dentro di noi? È come se dicessimo che la saliva è cattiva. Perché ci hanno insegnato così, ci eccitiamo nel dire le parolacce che negli uomini sono aggressive e nelle donne masochistiche. Molte ragazze compostissime confessano dallo psichiatra, perché gli è difficile dirlo al fidanzato, che vogliono che lui usi parolacce in quel momento. Di solito vogliono sentire che sono delle puttane, cosa che crea in loro la sensazione di far qualcosa di peccaminoso, quindi forte. Ma gli è difficile dirlo, perché si vergognano. Alcune riescono a chiederlo. E tutti gli uomini, anche quelli che non lo dicono, sentono il bisogno di fare del male, di "sbranare" la donna. Perché anche nella natura questo succede. Gli animali femmina non hanno orgasmo, non hanno liquidi di facile fuoriuscita e allora ci stanno solo se hanno l'estro, che possono avere ogni sei mesi o ogni tre anni. Quindi sentono dolore e non ci stanno. Lo stesso fanno anche le donne con gli uomini, senza capirne il perché. Talvolta mi dicono: "Aspettavo tutta la settimana di andare a casa sua e di fare l'amore, e quando me lo dice inizio i soliti "non posso", "non voglio", "sono malata"...Quindi ripetiamo anche nell'atto sessuale il modo in cui siamo cresciuti. La terza fase è quella fallica, quando la sessualità si sposta agli organi genitali. Quando, nell'atto sessuale, arriviamo all'introduzione del pene, allo scambio di liquidi, che come sapete, non è per nostro piacere. La natura ci ha messo un po' di piacere, perché siamo suoi strumenti e dobbiamo riprodurci. È l'unica cosa che sappiamo sul senso della vita.

DOMANDA: Continua ad essere valido anche per i bambini più grandi di 5-6 anni che l'enuresi prolungata ha a che fare con la madre? Quando cioè l'enuresi è stata superata e c'è una sorta di regresso...

RISPOSTA: La madre, può essere anche diversa, quando il suo bambino ha cinque-sei anni, ma quello che ha fatto, l'ha fatto nel primo anno. Può darsi che nel primo anno sia stata in ospedale, che lavorasse, che litigasse col padre, che non stesse bene...Il bambino le accumula, queste cose. È come succede con le donne...Si tengono dei fatti da parte e te li tirano fuori dopo quindici anni. Lo raccontano gli uomini in terapia: "Rinvanga cose dal passato". In pochissimi casi può darsi che sia qualcos'altro, infiammazione della vescica etc..Oltre allo psichiatra infantile, che lo veda anche un pediatra. Può anche darsi che sia una forma di depressione, per questo possono essere prescritti antidepressivi. Con cause di tipo organico non si ha alcun tipo di controllo. Può darsi anche che dipenda dalla nascita di un altro bambino.

L'altro ieri ho visto una madre con un bambino di cinque anni e un neonato. Il bambino più grande ha iniziato a urinare e a comportarsi male. "È una cosa naturale", le ho detto. "Ha messo al mondo un altro bambino e a lui questo non piace." Come se il marito portasse a casa una seconda moglie e dicesse le stesse sciocchezze che diciamo noi ai bambini, le cose che mi diceva mia madre, del tipo: "eravamo così contenti di te che abbiamo deciso di fare un altro bambino"!

DOMANDA: Ha detto che più immaturo è un genitore, più avrà la tendenza a ripetere il modo in cui lui stesso è stato allevato.

RISPOSTA: Non tutti i genitori. Ho detto che più uno è immaturo, tanti più problemi ha, tanto più tende a ripetere. Più uno è maturo, più c'è possibilità che cambi comportamento.

DOMANDA: La mia domanda è se uno, presa coscienza del modo sbagliato in cui è stato allevato, è in grado di agire nel modo opposto col proprio figlio?

RISPOSTA: Si e no. Molte madri che picchiano il figlio in modo selvaggio, vengono e mi dicono che dato che loro erano state picchiate dalla loro madre, avevano giurato che non avrebbero neppure sfiorato il proprio figlio. Come ci insegna Freud, si tratta di coazione a ripetere. C'è una cassetta dentro di noi che ci dice che dobbiamo ripetere quel comportamento, per molti motivi, a volte anche in modo autodistruttivo. Altre volte ripetiamo qualcosa per imparare a dominarlo. Come un bambino che nel saltare un muretto, cade. Lo fa e lo rifà riempiendosi di lividi, e ripete fino riuscire a saltarlo. Per esempio, ti scegli un uomo che ti picchia. Perché tu lo scelga, deve esserci qualcosa dentro di te. Può darsi che tuo padre picchiasse tua madre, può darsi che tu abbia una forma di masochismo aggravato. In Inghilterra avevo creato un gruppo in terapia composto da donne maltrattate. Nessuna era stata maltrattata una volta sola. Dieci volte...Si separavano dal marito, lui veniva arrestato...Conoscevano nel frattempo uno-due bravi signori che non picchiavano le donne...non rimanevano con loro. Dopo un paio d'anni si riappiccicavano al primo, che le ripicchiava. Tornavano da me, di nuovo proteste...Per la terza volta si attaccavano ancora a un tipo che picchiava. Lo stesso succede con gli alcolizzati. È stata condotta una vastissima ricerca su 30.000 persone, dalla quale è emerso che nell'80 % dei casi una donna sceglie un alcolizzato per la seconda volta, nel 60 % per la terza volta e nel 50% per la quarta! Ed ogni volta va da medici vari a lamentarsi. Non è un caso. È il bisogno di punizione e di autodistruzione che abbiamo dentro di noi, l'istinto di morte.

DOMANDA: Un bambino è difficile col cibo, cioè non mangia niente, molte volte preferisce rimanere digiuno. Questo mostra disarmonia nella relazione con la madre.

RISPOSTA: Questo in psichiatria lo chiamiamo "pica". Di regola, al 90% si tratta di un disturbo nella relazione con la madre. Non che la madre sia una qualche malfattrice. Alcuni bambini, tuttavia, sono più sensibili. Di solito mostrano qualche segno. Se volete sapere la "tragica" storia della mia vita, ancora ricordo quello che feci a mia madre quando avevo due anni e mio fratello era appena nato. Le chiesi di sbucciarmi una mela, appena me la porse la chiesi di nuovo con la buccia. Mia madre rimise la buccia tutt'intorno: niente, la volevo attaccata com'era prima. E quando mi disse che ne avrebbe portata un'altra con la buccia attaccata: no, volevo la stessa mela di prima, ma con la buccia attaccata. Avrebbe dovuto darmi uno schiaffo per farmi calmare, ma io volevo torturarla per il male che mi aveva fatto, ero stato come un pascià per due anni, l'unico uomo della sua vita, almeno così credevo, e all'improvviso aveva portato un nuovo bambino che abbracciava continuamente...Ed io nell'angolo, perché ormai ero grande...

Durante il compleanno di mia figlia, quando compì due anni, avevamo messo un neonato nella stessa camera con i bambini. Era presente anche suo fratello maggiore, anche lui di due anni. Sentivo molto silenzio e andai a vedere in camera: quei graziosi esserini avevano messo il neonato in terra e gli premevano la gola "per vedergli la la lingua", perché mentre lo picchiavano, al piccolo, riempito di lividi, la lingua era uscita fuori...Potevano ucciderlo, senza alcun rimorso. I bambini possono diventare molto crudeli.

Tutti i bambini, i primogeniti soprattutto, hanno problemi con la nascita del secondo bambino. Statisticamente un 80% circa presenta problemi. In genere, migliorano piano piano, anche a seconda del comportamento dei genitori, ma spesso i problemi rimangono o sono incorporati dal carattere del bambino, per esempio una forte gelosia. Può darsi che questa si manifesti in seguito nella relazione con nostra moglie o marito o alla nascita di nostro figlio. Il bambino è arrabbiato, aggressivo e deluso dalla madre, cose che di solito manifesta con disturbi di comportamento: non mangia, presenta enuresi ed encopresi, mal di pancia, insonnie, riluttanza ad andare a scuola, fissazione o rifiuto per la madre, torture di vario tipo verso il fratellino/sorellina...Inoltre, spesso l'aggressività si manifesta sotto forma di "superamore" verso il fratellino. Ciò deriva dai sensi di colpa o dal fatto che i genitori dicono di continuo "è tuo fratello e devi amarlo!" o frasi del genere.

DOMANDA: Che possono fare, durante il secondo anno, genitori che non sono riusciti ad evitare le difficoltà del primo anno, per correggere eventuali disfunzioni che ne sono derivate?

RISPOSTA: Si può rimediare ad alcune cose, con una migliore gestione, con calma. Molte cose del primo anno è difficile che possano essere corrette. Se in quel momento sei stato deprivato, questo ti resta. D'altronde, più uno assume consapevolezza, più diventa logico con suo figlio, migliori sono i risultati; i bambini possono cambiare, sono malleabili. Inoltre cambiano, in quanto si rapportano anche ad altre persone, non c'è più solo la mamma...La madre è importante durante il primo anno. Nel secondo entra anche il padre. Se la madre è in un certo qual modo difficile, può darsi che il padre sia più bravo, più dolce. Può darsi che una zia giochi un ruolo importante, o più tardi l'asilo, la scuola. La scuola, comunque, è sopravvalutata. Di solito la scuola è problematica, il sistema educativo è completamente anti-psicologico, vale spesso per gli insegnanti la definizione che sono "più infantili dei medici". Diventano medici, psichiatri, psicologi, psicoterapeuti ed insegnanti persone che hanno avuto un'infanzia problematica. È un modo per correggere questi problemi. Per questo è obbligatorio per lo psicoterapeuta e per lo psicanalista fare cinque anni di terapia lui stesso, per vedere di correggere qualcosa o per capire e non ripetere gli stessi errori con i propri pazienti. È per questo che terapeuti che non si sono sottoposti a loro volta a una specifica terapia, possono essere persino pericolosi per i loro pazienti. Lo stesso vale per gli insegnanti: moltissimi sono difficili o problematici. A Londra, visto che avevo 800 famiglie all'anno, e non potevo vederli tutti, facevo terapia agli insegnanti e ai genitori. Avevamo creato gruppi di genitori e gruppi di insegnanti e questo aveva diminuito i rinvii alla clinica. Poiché era una clinica pubblica, meno erano i rinvii, meglio era perché potevamo prender respiro. Venivano presidi di scuole e lavoravamo sul loro rapporto con la disciplina. Iniziavamo da cose logiche, le fasi iniziali della vita scolastica e piano piano tutti parlavano di loro stessi. Quasi sempre, la loro posizione riguardo la disciplina rifletteva il modo in cui erano cresciuti. Li aiutavamo a cambiare un po' e ad essere più giusti con i bambini. Nessuno dovrebbe poter diventare insegnante senza una terapia di almeno un anno, individuale o di gruppo, inclusa nella sua formazione, o per lo meno sarebbe fortemente auspicabile.

Veramente il modo migliore perché uno cambi è di trovarsi una buona mamma. Purtroppo non abbiamo questa possibilità. La seconda cosa che uno può fare è quella di sceglirsi una buona moglie o marito. Questi giocano un po' il ruolo di mamma, e poiché la relazione è forte, possono cambiarci anche più di quanto possano i terapeuti, specialmente se questi ultimi non sono soddisfacenti. Visto che stiamo insieme tutto il giorno, godiamo di soddisfazioni analoghe a quelle di cui abbiamo goduto allora. Il problema è che se sei un po' confuso, scegli una persona confusa. Non funziona altrimenti. Se ho avuto una madre che non mi amava molto, scelgo anche una donna che non mi ama molto e che non è espansiva. Non è possibile che trovi una donna che è altrimenti, non andiamo d'accordo, non so come affrontarla, è un campo a me sconosciuto. Allora opto per "moglie e buoi dei paesi tuoi", cioè che assomigli a mia madre. Ed ecco che si ripete lo stesso dramma. Per questo il 90% delle persone ha problemi ed il 50% si separa, in tutto il mondo. Qui sono il 35% e tra due-tre anni sarà il 50%. C'è un 30% che non si separa perché non sa dove andare. Persone anziane, hanno figli, sono poveri, che possono fare? Donne anziane mi dicono: "Andarmene? Non ci riesco! Ma dove vado a quest'età? Ci sono bellissime trentenni che non trovano marito, lo trovo io che ho 55 anni?". Quindi le difficoltà del matrimonio sono una ripetizione del periodo infantile. Se hai avuto una buona infanzia, è sicuro che avrai anche un buon matrimonio.

DOMANDA: Visto che tutti i fatti portanti della nostra vita avvengono in tenerissima età e non li ricordiamo, è necessario che li ricordiamo nel corso della nostra auto conoscenza? Ci verranno in mente osservando ciò che succede nel nostro matrimonio?

RISPOSTA: Non c'è bisogno che uno se li ricordi: durante il matrimonio si rivivono. Si impara a stare con una donna più tenera della propria madre. Con una psicanalisi approfondita si ricorda piano piano. Io sono riuscito a ricordarmi fino all'età di un anno e mezzo. Ma principalmente ci si cura tramite la relazione, in un modo strano, sviluppando relazioni nuove. O in terapia di gruppo o con uno psicoterapeuta sviluppando nuove onde "elettromagnetiche". Si rimedia al danno senza ricordarsi quello che è successo. Come bambino hai rimosso i fatti, ma li rivivi. È affascinante e terrorizzante allo stesso tempo, quando molte volte, durante la psicanalisi profonda, dopo due-tre anni, le persone rivivono con me cose del primo anno: soffocamento, paura, freddo, rabbia tremenda! Come ho già accennato, quando ero un giovane terapeuta, avevo in terapia una giovane donna di 38 anni, che durante il secondo anno iniziò ad essere aggressiva nei miei confronti, mi diceva che non le davo niente. E un giorno, mentre era distesa, si voltò, mi afferrò il pollice e iniziò a succhiarlo. Io, inesperto com'ero, all'inizio pensai che fosse qualcosa di sessuale e lo ritirai. Lei iniziò a piangere come un bambino, allora capii e glielo lasciai. Prendeva il latte, questo faceva, per circa venti minuti, piangendo, mordendomi un po', urlando, piena di liquidi e dopo smise e si addormentò. La svegliai e le chiesi come l'aveva allattata sua madre. Dato che era una bambina robusta, il pediatra aveva detto alla madre di allattarla ogni cinque ore. E quella aveva un senso di fame da lupi e di mancanza di fiducia nelle persone, per questo accusava anche me. Diceva che non le davo, ma cosa? Il latte voleva! Ora, non più il latte, voleva avere una relazione in cui qualcuno la soddisfacesse oralmente. Da quel momento fece ottimi progressi e non chiese più il mio "capezzolo"! Cose del genere succedono in terapia e nel gruppo agiscono con l'interazione tra i membri, con i litigi, con le paure.

DOMANDA: Che fare con un bambino di cinque anni che si masturba e si succhia il pollice?

RISPOSTA: I bambini, ha detto Freud, sono dei "polimorfo-perversi" e possono fare qualsiasi cosa. Diciamo loro di non farlo di fronte ad altri e troppo spesso perché può far male. Siamo fatti tutti così, abbiamo anche tratti stomatici, che se sono molto forti, in molti casi sono segno di privazione. Altri bambini, molto disturbati, battono la testa, ma si masturbano per motivi psicologici, oltre che per piacere. In altre parole, ti prendi da solo quello che non riesci a prendere dall'altro. Ieri un giovane, un bel ragazzo sui venticinque anni, diceva che si masturba continuamente. Gli hanno detto: "Ma non sei tu che ci hai raccontato che hai donne russe anche su ordinazione?". Fa lui: "Si, ma non faccio mai sesso con loro. Le accarezzo". Dopo le paga e quando sono andate via si masturba. Per qualche motivo prende l'aspetto materno, ma non può prendere quello sessuale. Può darsi che sia un tipo di deprivazione o può darsi che gli sia piaciuto e lo faccia più spesso. Moltissimi sono così.

DOMANDA: Come si interpreta questo?

RISPOSTA: Se qualcosa ti piace la fai. Se è eccessiva e ci soffri significa che la causa è una deprivazione che viene sostituita col sesso. Moltissime persone deprivate dalla madre, Don Giovanni, Casanova hanno sviluppato una certa aggressività nei confronti delle donne. Per questo hanno avuto oltre ottocento donne, una dietro l'altra, nel tentativo disperato di controllare la donna, la loro madre. E visto che avevano anche qualche requisito, la controllavano, facendo in modo che lei li amasse. E' per questo che l'ansia più grande per gli uomini è di riuscire a soddisfare la donna, non perché la amano, ma perché in questo modo la controllano. Dicono: "Se è soddisfatta mi amerà e non mi lascerà"!

DOMANDA: "Mio figlio ha sette anni e tiene la mano dentro i pantaloni di continuo. Cerco di non dirgli niente, perché col suo spirito di contraddizione se glielo dico fa peggio. Suo padre tuttavia glielo dice, gli parla in tono più forte. È giusto quello che facciamo?

RISPOSTA: Dai cinque ai sette anni è normale. Può darsi che sia un po' eccessivo. O gli piace molto, o ha qualche tipo di deprivazione, o è conseguenza di alcuni sentimenti edipici.

DOMANDA: Mi dice che lo rilassa.

RISPOSTA: È per questo che tutti lo facciamo. Se uno legge gli annunci, molti riportano: "Massaggio, rilassamento assoluto...". Il sesso ci rilassa, diminuisce l'ansia, riviviamo la vita paradisiaca dell'età infantile. Se uno non può far sesso, perché non c'è un partner disponibile, allora, specialmente gli uomini, ricorrono alla masturbazione. Si masturbano anche persone sposate. Quando nelle terapie di gruppo ne discutiamo, inizia qualcuno a dire della sua vita adolescenziale e subito dopo la maggior parte confessa di averlo fatto. Quando intervengo per chiedere del presente, scende il silenzio. Dicono: "Ma, sono sposato!". Le statistiche mostrano che circa l'85 per cento degli uomini lo fa.

Quindi, lo lasciate fare, ma gli mettete anche qualche limite. Ad una bambina, che si masturbava di fronte a me, con la madre che stava sudando, dissi di non farlo troppo spesso, perché le avrebbe fatto male e di non farlo di fronte ad altra gente. La piccola non capiva quello che le succedeva. La madre era separata...con suo padre era in qualche modo...aveva visto improvvisamente un uomo...

Lo fanno tutti i bambini. Per quanto riguarda la frequenza, non si può dare una risposta univoca. È anche per questo che non lo chiedo. All'inizio lo chiedevo agli adolescenti, e tutti rispondevano di no. Adesso chiedo: "Quante volte? Mattina, pomeriggio e sera?". E tutti replicano: "No, sono troppe volte!". Gli adolescenti lo fanno due-tre volte al giorno. Soprattutto e più spesso i maschi.

DOMANDA: Qual'è il ruolo della madre dopo gli 8-12 mesi? Inoltre, quanto influenza la televisione, soprattutto la violenza o messaggi più celati, nella tenera età?

RISPOSTA: Il ruolo della madre è quello di prendersi cura del bambino, di capirlo e di occuparsi dei suoi bisogni, di abbracciarlo. Questo continua per tutta la sua vita. Per questo ci sposiamo. Non è solo per il sesso.
Ora, la televisione gioca un ruolo importante. La madre reale di molti bambini è la televisione. Perché anche le badanti filippine si an-

noiano e quando mancate, lo mettono davanti alla televisione. Non è solo la violenza, ci sono molte cose che possono confondere il bambino. D'altronde la violenza reale è nei notiziari.

DOMANDA: Ha detto che oltre al primo anno, un bambino può essere psicologicamente ferito anche in seguito, nei casi ad esempio di morte della madre, e ciò può determinare il successo del suo matrimonio o il corso del resto della sua vita?

RISPOSTA: Certamente la morte della madre gioca un ruolo importante. È stato traumatico per me che avevo 60 anni e lei 85 quando è morta. Me la ricordo ancora, ho nostalgia di lei, voglio dirle cose. Non c'è nessun altro, è a nostra madre che vogliamo parlare, e a nostro padre. Dipende anche molto da chi la sostituisce.

DOMANDA: Se l'hai conosciuta e la perdi a 12-15 anni, questo può essere determinante?

RISPOSTA: Sì, può esserlo, ma solo parzialmente. Se le esperienze fatte sono positive, se ne ha nostalgia. Ci sono sintomi nevrotici e nevrosi reale. Una cosa è la depressione e un'altra il dispiacere. E' umano provare dispiacere nel perdere una persona, o per via di un divorzio o quando si perde il lavoro. La depressione d'altro canto è una sindrome patologica. Per esempio per un uomo l'essere licenziato è un fatto traumatico: ne è dispiaciuto, ma non cadrà in stato di depressione se non ne soffriva da prima. Il ruolo principale nella nostra personalità è giocato da eventi di piccola portata che hanno avuto luogo nella prima infanzia. Questa è l'opinione della psicanalisi e la mia personale come psichiatra infantile...

Il bisogno di carezze, il bisogno di un legame di contatto e comprensione da parte della madre sono bisogni fondamentali dell'infanzia e della fanciullezza.

La paura della perdita della madre e della propria vita sono le paure fondamentali del bambino.

In base alle nostre esperienze quindi, quando riviviamo situazioni analoghe durante la nostra vita da adulti, può darsi che la nostra reazione sia molto forte, nevrotica, perché vengono riaccese esperienze infantili inconsce similari. Se all'età di 6 anni perdi la madre, puoi anche morirne. Se la moglie ti abbandona, no. Tuttavia molti lo vivono nello stesso modo. Ciò spiega la frase di Freud: "Il bambino è il padre dell'adulto". Noi stessi da adulti siamo il risultato del bambino che un tempo siamo stati.

QUARTA CONFERENZA

Terzo-sesto anno di vita: la fase sessuale edipica

Nella prima conferenza ci siamo occupati della vita embrionale e dell'importanza che essa ha per ciascuno di noi, cosa di cui siamo a conoscenza solo recentemente. Abbiamo parlato delle influenze dei genitori, soprattutto della madre, e del padre attraverso la madre. E' allora che si forma la sensibilità del sistema nervoso, e specialmente del sistema neurovegetativo e la sua forte predisposizione all'ansia.

L'ansia è il sintomo di ogni disturbo psichico successivo. Quindi la vita embrionale è molto importante anche per il nostro completo sviluppo fisico futuro. Quelli che hanno avuto una vita embrionale abbastanza positiva, sono fisicamente più sani nel corso della loro vita successiva. Hanno maggiore vitalità e una migliore capacità di sopportazione delle difficoltà della vita, perché i loro sistemi nervoso e neurovegetativo sono più forti, in quanto non hanno subito influenze negative attraverso la madre. Per questo in gravidanza non bisogna bere né fumare, si deve cercare d'andar d'accordo col compagno e lui deve avere cura della sua donna. Nel primo anno, il più importante della nostra vita, si incide in noi il nostro carattere e si delinea il tipo di persona che diventeremo: tutto ciò in un periodo in cui non siamo in grado di intervenire, siamo strumenti dell'ambiente e della madre. Abbiamo parlato estesamente di ciò di cui il neonato ha bisogno in questa fase e di quello che la madre necessita dall'ambiente e dal marito. Se i bisogni del neonato vengono sufficientemente soddisfatti, allora nel carattere sono poste le basi della fiducia in se stessi; in altre parole, da questo dipende quanto amiamo noi stessi, quanto siamo in grado di amare e di instaurare relazioni con gli altri. E' allora che si crea l'ottimismo per la vita, se il bicchiere lo vediamo mezzo pieno. Le persone che allora hanno avuto problemi presentano una tendenza al pessimismo, sfiducia negli altri, nei sentimenti, nelle relazioni: equivocano ogni cosa, percepiscono l'ambiente come nemico, quindi vedono sempre il bicchiere mezzo vuoto. Il fondamento per avere un corso di vita soddisfacente è quindi proprio questo anno. Se siamo ottimisti, vediamo la vita positivamente, abbiamo fiducia in noi stessi, allora è probabile che avremo relazioni migliori, che saremo più felici e che saremo in grado di offrire anche agli altri, che è un dato non trascurabile per star bene nella vita: non solo quello che possiamo prendere, ma anche cosa possiamo dare al nostro compagno, ai nostri figli, all'ambiente. Se non abbiamo queste cose, siamo dei pessimisti con bassa autostima, indipendentemente dai requisiti di cui disponiamo. Abbiamo un senso d'inferiorità, siamo in genere cauti e difficilmente ci sentiamo bene, anche se le cose intorno a noi vanno relativamente bene. Si sente dire a volte: "Ma che vuole quello? Ha tutto eppure non sta bene". Diremo alla fine come sia possibile rimediare a questo.

.......Depressione

Che tipo di problemi possono rimanere dal primo anno? Il primo è la depressione. La depressione si basa proprio sul primo anno e si manifesta quando vengono a crearsi condizioni analoghe. Anche i bambini possono soffrire di depressione: non si manifesta con "non voglio più vivere", ma con disturbi di comportamento, difficoltà col cibo, picche, può esserci un rifiuto totale di determinati cibi ed una scelta ostinata di altri; in genere ci sono difficoltà con il sonno, problemi nel rapporto con la madre, con i fratelli prima e nei vari contesti scolastici poi. Tutti questi sono segnali che indicano una forma di depressione infantile. Nei bambini si manifesta per mezzo di disturbi nel comportamento, mentre noi adulti in genere ci chiudiamo in noi stessi e al massimo ci infuriamo con nostra moglie o con nostro marito, perché la depressione contiene una certa aggressività. Tutte queste caratteristiche del neonato, e in seguito del bambino, mostrano che non è soddisfatto dall'ambiente, è arrabbiato, ma non può fare niente: non comprende in pieno quello che succede e spesso, in molti casi, rivolge la sua rabbia verso se stesso. Di frequente noi adulti abbiamo sintomi ipocondriaci, dovuti al primo anno. Questi costituiscono il 60-70 % dei sintomi che poi conducono le persone dai medici. I medici vivono di queste cose. I sintomi reali sono più rari di quelli ipocondriaci: cuore, polmoni, difficoltà respiratorie, disturbi intestinali. Possono esserci malattie dietro a questi disturbi, per questo è importante avere in ogni caso una diagnosi medica, anche se spesso questa rivela che dietro non c'è niente. Quindi, un'ampia percentuale di sintomi che non cessano con la terapia, sono chiamati in psichiatria ipocondriaci (ansia somatizzata e depressione). Altri problemi derivanti dal primo anno sono le dipendenze. Se uno non ha preso dalla madre quello di cui aveva bisogno, va in cerca di una buona madre. In altre parole cerca di prendere da qualche parte, cerca un appoggio, una compensazione. Questo tipo di vuoto è forse il sintomo più frequente dei nostri giorni, soprattutto nelle nuove generazioni, dove le madri lavorano e i figli non prendono quello di cui hanno bisogno. Il vuoto si manifesta in tre modi: o per mezzo di disturbi di comportamento, o di dipendenza da sostanze, o di adesione a ideologie. I ragazzi disturbati sono quelli violenti che vanno nei campi da gioco per fare danni, come è successo a dicembre[16], manifestano violenza a scuola tra compagni, criminalità giovanile, rivalità; tutte derivazioni della rabbia, del vuoto, dell'aggressività.

Un altro modo è quello di tenersi dentro tutti questi sentimenti: di solito lo fanno i più deboli, quelli che cercano nelle droghe la dipendenza che non hanno avuto dalla madre. I narcotici diventano un tipo di madre temporanea: prendi un po' d'eroina e per una-due ore sei in un qualche paradiso, come quando eravamo nella pancia della mamma, nel suo abbraccio, al suo seno, dove per un po' cessa la sofferenza e il gemito...Per questo poi serve una nuova dose, perché non si riesce ad

---

[16] L'Autore di riferisce agli atti criminali e vandalici ripetuti, avvenuti ad Atene nel 2012.

affrontare la realtà, altrimenti non sarebbe dipendenza. Si può smettere di fare uso di droghe, anche abbastanza velocemente, ma il vuoto resta. Bisogna fare qualcosa per riempirlo, ed è così che la maggior parte prendono di nuovo droghe, con tutte le conseguenze ad essa connesse, criminalità etc..Molti giovani ne muoiono e pochissimi riescono a curarsi. Gli unici a salvarsi, come ci faceva notare un nostro collaboratore specializzato in narcotici, sono quelli che si sottopongono a terapia durante la disintossicazione. Anche la dipendenza da alcol è in forte aumento. Oggi gran parte della gioventù è alcolizzata. Siamo di fronte ad un problema enorme che non è molto visibile, visto che l'uso di alcol non è perseguibile per legge. I dediti all'alcol hanno ancora maggiori problemi, ma non se ne ha piena consapevolezza. Una cosa è bere un bicchiere di vino per sentirsi un po' meglio; un'altra è aumentare la quantità per riempire il vuoto.

Un altro modo di affrontare il vuoto che si sente è rappresentato dalle varie ideologie, alcune esagerate, estreme e altre abbastanza moderate. La religione, come diceva Marx, può darsi che sia l'oppio del popolo, ma è un buon oppio. Ci sono altre ideologie, anarchiche, che incitano alla distruzione, a uccidere o a venir ucciso, come i giovani dei paesi arabi che rimangono uccisi per colpa di uno Stato che si trova in una situazione di fanatismo ideologico.

Abbiamo parlato anche del secondo anno. Se le cose vanno per il verso giusto, a mano a mano che il bambino cresce, diventa un uomo abbastanza autonomo e indipendente, che ha una buona relazione col potere, con la madre e dal secondo anno col padre. Si adatta alla società ed è collaborativo. Se invece vengono a crearsi problemi, si scontrerà con qualsiasi forma di potere, i genitori, gli insegnanti, la scuola o sarà isolato. Vengono da me genitori e mi dicono che è un bravo bambino, ma non parla: a scuola sta seduto da solo, non ha amici, non riesce ad entrare in relazione con il suo ambiente. Queste persone, quando crescono, hanno problemi con qualsiasi tipo di potere, con il capoufficio, lo Stato, la squadra avversaria e coltivano un fanatismo esagerato. Un carattere compulsivo, in parte anche ereditario, può creare in situazioni benevole, sintomi psichiatrici, cosa non necessariamente negativa. Se i sintomi sono più forti può venire a crearsi una forma di nevrosi compulsiva, che fa soffrire i pazienti moltissimo, a volte può distruggere loro la vita. Hanno ossessioni, ripetono cose, sono tormentati da tremenda ansia, non riescono a lavorare facilmente, non riescono a vivere facilmente.

In questo periodo, a iniziare dal secondo anno, si formano nell'ambito erotico caratteristiche sadomasochistiche, che condizionano in seguito non solo la nostra vita sessuale, ma le nostre relazioni con le persone in genere. Il secondo anno crea una forte crudeltà, ciò che di crudele abbiamo dentro, in quel momento viene fuori. La relazione problematica con la madre rende la persona difficile e soffrono anche quelli che le sono intorno. Alcuni di questi individui, quando crescono, sentono il bisogno di controllare gli altri, altri sono repressi: i secondi sono i cosiddetti bravi cittadini. Gli altri diventano dittatori, sono i tiranni nelle relazioni interpersonali, i tiranni nel matrimonio, sia che siano uomini o donne. L'unica cosa a cui sono interessati è chi comanda. Lo facciamo un po' tutti, ma in un tale matrimonio, la caratteristica principale della relazione consiste in chi detiene il potere. Se questo viene applicato anche ai bambini, abbiamo risultati molto negativi. I genitori italiani in passato erano molto autoritari. Soprattutto le madri tentavano, e tentano, di controllare i figli completamente, per amore eccessivo, si intende: non lasciano che accada quello che vuole il bambino, ma quello che vogliono loro, a causa dei problemi e delle carenze che loro stesse si portano dietro.

La fase sessuale

Ci occuperemo adesso del terzo anno, che ha inizio più o meno al termine del secondo e si conclude con la fine del terzo. Il suo inizio non è ben definito: un periodo si compenetra con l'altro, quindi il terzo anno inizia più o meno dopo il secondo, come può anche essere da due anni e mezzo fino a tre e mezzo, o qualcosa del genere. Tutti i fattori che lo caratterizzano continueranno ad essere presenti anche durante la nostra vita successiva, ma è in questo periodo che fanno la loro comparsa e assumono una forma più spiccata, forma nella quale può anche succedere che rimaniamo bloccati. Il terzo anno deve il suo nome al corso della sessualità e dell'erotismo (fase fallica).

Abbiamo detto che nel primo anno l'erotismo è orale, è concentrato intorno alla bocca, affinché mangiamo e sopravviviamo e si trova inoltre nella pelle. Nel secondo anno è concentrato nell'ano e nell'uretra: questi sono i centri più eccitabili. Nel terzo anno, il periodo fallico, l'erotismo si sposta agli organi genitali. Sono per la prima volta così eccitati che divengono centro d'attenzione e di smania. I maschietti iniziano a toccarsi dalla mattina alla sera, si masturbano in vari modi, ma è una masturbazione del tutto normale: i genitori o non lo vedono o pensano che giochi un po'. Si masturbano anche le femminuccie, non necessariamente con la mano o col dito, ma fanno anche questo. Si masturbano anche con le gambe (un modo piuttosto abituale), quando salgono sulla nuca del babbo per fare il cavallino e gli si strusciano o con le biciclettine che i genitori comprano loro. La frizione degli organi genitali, sia nelle femmine che nei maschi, provoca soddisfazione, piacere. I bambini sono autoerotici anche adesso, come nei primi due anni.

Problemi del terzo anno possono essere la masturbazione esagerata e l'aggressività, in quanto è adesso che ha inizio un antagonismo più forte sia nei confronti degli altri bambini che dei genitori. Il bambino vuole dimostrare che è importante e capace. Se le cose sono andate per il verso giusto, i bambini diventano ambiziosi, attivi e riescono nelle cose della vita. Nel caso opposto, rimangono un po' passivi, chiusi, senza grandi successi. Qui abbiamo una fissazione con gli organi genitali, nel senso che per i maschi è fondamentale la dimensione del pene, come sanno bene gli uomini, cosa che le donne non riescono a comprendere appieno. Questo è tuttavia il problema basilare dell'uomo, malgrado nessuno voglia ammetterlo, in quanto tutti vogliono ritenere di essere sufficientemente dotati. Non ho mai sentito nessuno ammetterlo. Rimane il fatto che la base dell'autostima per un uomo è il proprio pene e come lo vede la donna. Questa è la causa dell'ansia negli uomini. Patiscono le pene dell'inferno, cercando attraverso la soddisfazione della donna di dimostrare la loro virilità, in altre parole di dimostrare che il membro di cui sono dotati va bene. Un pene piccolo ha un'importanza enorme nella civiltà, perché crea il bisogno di una compensazione. Moltissimi grandi uomini avevano un pene piccolo. Generali famosi...è ormai appurato che Alessandro Magno, Napoleone, tutti i "grandi" erano sessualmente ipodotati, eccetto

Pietro il Grande che si ritiene fosse "grande" anche in quello! Hanno cercato di controbilanciare divenendo *grandi* nel potere, perché la gente li temesse. Con questo timore vengono a crearsi anche perversioni, come l'esibizionismo. Di solito è la paura che il pene sia piccolo che spinge a scegliere di mostrarlo ad una ragazzina, che con la sua paura nel vederlo dimostra che esiste. Perciò il modo migliore per affrontare una tale situazione, se uno ci si trova, è quello di sorridere e di dirgli "va tutto bene", e il poveretto se ne andrà...

Dove sta invece il problema delle donne? Qui, secondo me, Freud ha fatto uno sbaglio, in quanto riteneva che le donne avessero il problema opposto, cioè che non possedendo un pene, ne avessero un trauma e sviluppassero l'invidia per il pene stesso, invidia che è stata considerata alla base di molti fenomeni di psicopatologia femminile di quel periodo. Questo io non lo credo per tutte le donne. Un numero considerevole di donne presenta in effetti invidia per il pene, che si manifesta per mezzo di disturbi nevrotici, di difficoltà nelle relazioni e nella sessualità. Freud sosteneva che le ragazzine vedono il maschietto che ha qualcosa in più che loro non hanno, si sentono inferiori per questo e spesso si crea in loro una forma di aggressività verso la madre che non le ha dotate di quel membro. Questo è evidente nelle relazioni lesbiche, in cui una delle due donne indossa un pene fittizio, per provare la sensazione di possedere quello che avrebbero desiderato avere, mentre altre hanno la posizione normale "passiva" tipica della donna. Quindi, se siamo di fronte a ragazzine che protestano o che chiedono delucidazioni, bisogna loro spiegare in modo chiaro che anche loro sono dotate di organi genitali e che anzi gli organi femminili sono più preziosi di quelli maschili, in quanto portano la vita, è per mezzo di questi che nasciamo ed è per questo che la natura li protegge avendoli posizionati all'interno del corpo, cosa assolutamente vera. In questo modo la femminuccia non ha la sensazione di non aver niente, capisce di avere degli organi, che sono custoditi così come il cuore e che non sono visibili da fuori.

Il vero problema delle donne, almeno a mio avviso, è la bellezza. Come gli uomini si sentono orgogliosi o inferiori a seconda delle dimensioni del loro pene, le donne a seconda del loro spetto esteriore. Nonostante non lo ammettano apertamente, via via che crescono capiscono come questo giochi un ruolo fondamentale nella loro vita. Per l'uomo l'ora della verità arriva quando va a letto con una donna, è lì che si vede cosa c'è nel sacco. La donna, l'ora della verità l'affronta ogni giorno, spesso viene dai genitori stessi, dai parenti che dicono: "Che bella bambina che è Caterina!", e la brutta è lì accanto. Li incalza un po' la mamma, "Certo, anche Maria è carina", oppure "Lei è una brava studentessa", o anche "Lei è una brava bambina"...E come sappiamo le bambine brave vanno in paradiso e quelle cattive vanno dappertutto e in questo modo le ragazzine crescono con un senso d'inferiorità, con la sensazione che non ce la faranno. Perché se sei una bella donna, hai molti problemi (specialmente in Italia), ma hai anche un sacco di vantaggi. Se cerchi lavoro, hai molte più possibilità che ti assumano se sei bella, anziché se sai fare bene il tuo lavoro. Lo stesso vale nel matrimonio e dappertutto. Questo per una ragazza può essere un problema enorme e i genitori non devono dire bugie. Dicano, seppure in modo consolatorio, che ciascuno è dotato di una bellezza speciale, perché la bellezza non è fatta solo di caratteristiche esteriori, e la bambina, come tutti noi, deve provare a sviluppare anche altre caratteristiche, come il modo di vestirsi, il modo di parlare, che possono rendere una donna, ma anche un uomo, affascinante.

Purtroppo la vita è ingiusta e alcuni sono favoriti rispetto ad altri: nelle dimensioni del pene, nella mente, nella bellezza, nell'avere una buona madre, in tutto. Per questo in seguito può darsi che gli uomini facciano rivoluzioni, per che cosa? Per i soldi. Perché é l'unica cosa che possono cambiare, possono prenderli dai ricchi e così via. Per tutto il resto che si può fare? Crescere di statura, non é possibile. Diventare più bello, neanche: un po' si può migliorare certamente. Divenire più intelligente, non é possibile: si nasce in un certo modo. Che altro si può fare? Trovarsi una buona madre? Questa ti é capitata. Avendo quindi, ciascuno, un senso d'inferiorità in qualche campo, l'unica cosa che resta da fare é quella di esigere uguaglianza nella ricchezza. Così tutte le rivoluzioni si fondano su questo, sulla rivendicazione dell'uguaglianza nella ricchezza. Solo nell'Atene antica, (non ricordo se si tratti dell' *Ecclesiazuse* o del *Tesmoforiazuse*[17]) si riunirono le donne più attempate e promulgarono una legge che vietava agli uomini di frequentare donne giovani se prima non passavano da quelle più anziane, visto che queste

---

[17] Sono due commedie di Aristofane risalenti rispettivamente al 392 e al 411 ac.

ultime avevano gli stessi e maggiori bisogni delle altre. Questo, non si può applicare anche alla vita.

L'altro fattore, che può essere causa di rivoluzione é il bisogno di libertà, che non mi propongo di analizzare in questa sede.

Durante il quarto anno, dai tre ai quattro anni circa, entriamo nel quarto stadio del nostro sviluppo ed entro il quinto anno la personalità, che ci caratterizzerà per il resto della vita, raggiunge il completamento. In gran parte, quel che è fatto è fatto. Nel terzo e quarto anno, chiamato stadio Edipico o Genitale, la sessualità da autoerotica diviene eteroerotica. Mentre prima provavamo piacere da noi stessi, dai nostri genitali, dalla bocca, dalla minzione, improvvisamente il maschietto scopre che la mamma è per lui una fonte di piacere:

tutta, non solo il suo seno. Fino ad ora la mamma era stata "oggetto paziale", *part object,* ed improvvisamente si accorge che questo essere meraviglioso può offrirgli un tipo di piacere diverso, è una fonte di piacere nel suo insieme, non solo nel seno. La vera sessualità del bambino ha inizio, probabilmente più forte che in ogni altro periodo della sua vita. Il seno materno, non serve più solo alla poppata, ma diviene qualcosa di fortemente sessuale. Oltre alla sessualità, la madre diviene anche oggetto sessuale, qualcosa che desideriamo possedere. Lo stesso succede alle femminuccie nel loro rapporto col padre. Improvvisamente scoprono come è eccitante e intenso il contatto con quel tipo che fino ad allora si limitava a portare qualche dolcetto... Spesso questo fenomeno si manifesta in modo molto espansivo. Si presentano qui genitori impauriti: "Finora andavamo bene. La piccola abbracciava il babbo, ma improvvisamente lo stringe, lo vuole baciare sulla bocca, gli vuole toccare i genitali.." All'inizio, prima che capisca che c'è un divieto lì, può anche toccarli. E' qualcosa di molto forte che sconvolge i bambini. "E adesso", dice il maschietto, "che posso fare per avere la mamma tutta per me, per possederla, per sposarla, per avere figli con lei? Bisogna che faccia sparire il mio rivale!" Questo è esattamente lo stadio Edipico. Proprio come nella vita in seguito, o come nei romanzi polizieschi. L'amante elimina il marito per sposare la donna, per fare figli. In questo modo inizia a venire in mente al bambino, in modo parzialmente inconscio, che per prendere possesso della madre, deve sparire il padre. E lo si fa sparire: "Bam, bam!", non fanno così i maschietti? All'inizio, il desiderio di omicidio è reale, senza alcun tipo di rimorso. Ho lavorato per anni con bambini e in effetti è impressionante osservare la bambina, che, pur avendo un buon rapporto con la madre, amandola, avendola considerata suo oggetto sessuale, improvvisamente la vede come un nemico che prova ad allontanarla dal padre-amante che vuole sposare e col quale vuole fare figli...Quindi la vuole uccidere. Ma come ucciderla? Quando le portano da noi, giocando, disegnano in vari modi la scomparsa della madre. L'altro ieri ho chiesto a una bambina di disegnarmi la sua casa. Prima ha fatto sé stessa, una donna enorme al centro e in un angolino c'era qualcosa di accartocciato. Chiedo: "E questo che cos'è?". "La mamma". "Bene, ma non ha alcuna caratteristica? Come la vedi?". "Cosa?". Lei aveva la sensazione di essere al centro e la madre completamente insignificante. Altri la uccidono nei sogni. Un'altra bambina, nel periodo dei suoi innamoramenti, verso i due anni e mezzo-tre, era un po' precoce, sognava ogni notte che la casa prendeva fuoco. Si salvavano solo lei e il babbo. In salvo, si trasferivano in un'altra casa, e ora "cucinerò io per te"..."E la mamma?" "La mamma è rimasta nell'altra casa" risponde lei. Può darsi che fosse un sogno puramente casuale, ma ricorreva ogni notte, si presentava dal padre e gli sussurrava in segreto, che la mamma non li sentisse, tutta soddisfatta: "Babbo, ho rivisto il sogno". Durante questo periodo i bambini non hanno sensi di colpa, sono come animali. Nei mammiferi, dove c'è un maschio dominante che possiede tutte le femmine, a un certo punto i figli si radunano e o uccidono il padre o lo cacciano. I bambini in questa fase sono come animaletti. Edipo uccise il padre, sposò la madre e con lei ebbe figli. Elettra uccise la madre. Questo rapporto triangolare è presente in tutte le mitologie del mondo ed è anche il tema dominante in letteratura.

Verso i quattro-cinque anni tuttavia, periodo in cui il bambino inizia ad essere più grande, comincia proprio da qui, dallo stadio Edipico, un senso etico primordiale, perché ha la sensazione di aver fatto qualcosa di negativo ai danni della madre, il suo primo oggetto d'amore. E iniziano i rimorsi e le paure: perché i bambini piccoli credono che i genitori siano onnipotenti, che siano in grado di legger loro in testa e capire i loro pensieri. Mia madre ci capiva in questo modo: ci metteva tutti in fila, ci sollevava i capelli, ci faceva tremare tutti e ancor prima che l'interrogatorio fosse finito confessavamo chi avesse rubato i biscotti o la marmellata. I bambini sono convinti che il padre e la madre capiscano che loro avevano pensato alla morte dei genitori. Iniziano allora a sentirsi in colpa e in genere c'è una sorta di ritorno dei maschi verso il padre e delle femmine verso la madre. Questo avviene tra i quattro e i cinque anni, quando d'altra parte sono anche un po' delusi del fatto che con l'altro non succede niente...Quando mia figlia voleva dormire con noi perché: "sono una bambina piccola e mi mettete sola in un'altra camera mentre voi che siete grandi dormite insieme" - e aveva anche ragione - le risposi che "questa è la vita: crescerai e ti sposerai anche tu". "E' ingiusto", insisteva "voi siete grandi e io ho paura. Almeno vieni te nel mio letto". "Se hai paura, dirò alla mamma di venire". "No, non voglio la mamma, voglio te". In questo caso è evidente che non si tratta di paura, ma di qualcosa di erotico. Le dissi allora quello che ogni genitore dovrebbe dire quando questi sintomi divengono forti: "Guarda, io ti amo e ti amerò per tutta la vita, ma il matrimonio scordatelo! Sono sposato". "Sì", fa lei "ma quando la mamma muore?" (aveva quindi in testa di eliminarla!). "Innanzitutto la mamma per ora non muore. In secondo luogo, qualsiasi cosa succeda, il padre non sposa MAI la figlia, né la mamma il figlio". "Almeno che facciano un bambino!". "Non fanno neanche il bambino. I bambini li fanno i babbi con le mamme. Tu troverai un uomo migliore, più alto, più bello, ma in seguito". "Tu sei il migliore, il più alto, il più bello". "Questo non è possibile, che ti piaccia o no". Divenne in quel momento aggressiva ed iniziò a darmi i calci: "Non lo voglio vedere, buttiamolo fuori di casa!" E ci fu un forte riavvicinamento alla madre. Questo succede a tutte le femmine e a tutti i maschi in quel momento: c'è un'identificazione. Per la femmina è la prima identificazione femminile: "Diventerò come la mamma e un giorno troverò uno come il babbo".

Questa è la prima grande delusione che hanno i bambini. Un grande obiettivo della loro vita non si realizza. Quelli che non riescono a superare questo passaggio in modo soddisfacente, sviluppano nevrosi, il non corretto superamento della fase edipica. La femminuccia normalmente si identifica con la mamma, prende molte caratteristiche da lei e finisce in genere per somigliarle sotto molti aspetti. Un numero enorme di pazienti donne che mi parlano, mi spingono a dire: "Da quello che mi dici, mi sembri uguale a tua madre". "Se sono come mia madre, posso anche buttarmi dal balcone, dottore!". Circa il sessanta-settanta per cento diventano come la madre. Io, che credevo di essere completamente diverso, più cresco e più divento identico a mio padre, nei movimenti che faccio, in quello che dico...Questo presenta i suoi lati positivi: diveniamo uomini come nostro padre e sposiamo una donna come nostra madre, e questa è la soluzione normale. Quando questo non avviene, è colpa dei genitori: genitori che si sono attaccati al bambino, o perché non vanno d'accordo tra di loro o perché si portano dietro problemi derivati dalla propria famiglia. La madre italiana classica, specialmente in passato, si attaccava al figlio, perché le relazioni con gli uomini erano difficili, la donna era inferiore, a volte il marito la picchiava: quindi l'unico che gli dava importanza, che l'amava, il suo unico protettore era il figlio. E lo rendeva schiavo. Questo era mancanza d'amore: rendi un pupazzo colui che ti ama, perché invecchi e pensi chi avrà cura di te? Gli uomini in passato non offrivano niente o si rivolgevano a donne più giovani. Le donne della provincia, soprattutto le contadine a trent'anni erano già vecchie e gli uomini si facevano compagnia da soli. Anche i padri, e soprattutto quelli più complessati, quelli non amati dalla moglie, quelli più introversi o quelli che non avevano molto successo con le donne, deviavano rivolgendosi alla propria figlia, che è l'unica donna che puoi manipolare e creavano una relazione molto stretta con lei. Ricordo un caso in cui il padre usciva con la bellissima figlia diciassettenne, essendosi scostato completamente dalla madre, con la quale peraltro prima aveva avuto un'ottima relazione. Questo ha anche a che fare con le gelosie dei padri che in passato difendevano l'onore della figlia volendola tenere per loro e non potendo accettare che la possedesse qualcun'altro lo costringevano a pagare. Ed è per questo che erano anche contrari a qualsiasi relazione prematrimoniale, soprattutto gli uomini, i padri. D'altro canto era un'usanza sociale, se una non era vergine, nessuno l'avrebbe sposata.

Quando questi temi non vengono risolti, la ragazza rimane attaccata al padre, con ambivalenza, sensazioni contrastanti, ha problemi nella scelta del compagno ed ha anche problemi sessuali. Si tratta delle donne che non vogliono fare sesso o vorrebbero avere un orgasmo, ma non ci riescono. In altre parole confondono inconsciamente il compagno con il padre e nel sottofondo c'è la mamma che è stata uccisa...Quando in terapia si lavora su questi temi, in genere una donna può riacquistare la possibilità dell'orgasmo. Lo stesso accade con i maschi. Il trenta per cento degli uomini ha problemi di erezione. Altri ce l'hanno a volte, ma questo trenta % ha un problema enorme, che in genere non ammettono facilmente, se non con i medici. Sono ovviamente infelici. Vedi ragazzi di venticinque-trent'anni che non possono fare l'amore, la loro esistenza è distrutta da questo. Non si tratta solo dell'assenza del sesso, ma del fatto che ti senti una nullità.

Quando la soluzione della fase edipica risulta molto difficile, quando c'è la paura del padre e della madre, in molti casi il bambino ritorna al passato, ripiega verso l'autoerotismo e in genere si masturba in modo eccessivo. Si possono creare inoltre vari tipi di devianze e perversioni, come l'esibizionismo a cui accennavamo prima. Qualcuno diventa omosessuale, perché teme suo padre, senza tuttavia che questa ne sia l'unica causa. Esiste anche il disturbo pornografico: a tutti noi piace guardare, specialmente agli uomini, ma in piccole dosi. Alcuni vengono in terapia perché guardano films porno dalla mattina alla sera. Venne un trentenne una volta, sposato, che iniziava su internet dalle sei del mattino e finiva di notte, masturbandosi di continuo, sua moglie aveva iniziato a capire che succedeva. Vengono da me coppie, pronte a separarsi perché il marito convince la moglie a vedere un film insieme, ma dopo non vuole fare l'amore, ma vuole masturbarsi davanti a lei. E con questo, cioè con l'autoerotismo, non corri nessun rischio, non arriverà nell'inconscio tuo padre a dirti "che fai?" o la madre dalla ragazza che non riesce ad avere l'orgasmo. Questi problemi li chiamiamo nevrosi e possono essere affrontati con l'aiuto di un buon analista, ottimamente istruito, con un'alta percentuale di possibilità di guarigione. I problemi del primo anno di vita sono di soluzione molto più difficile.

Due parole, adesso su cosa succede con questi: le cose non si cambiano facilmente! E' come un Paese che ha conosciuto secoli di sofferenze. Può veramente cambiare qualcosa? Si può quando i genitori capiscono qualcosa e seppure in ritardo riescono a cambiare un po' il loro comportamento. A madri che tengono il figlio da due anni a ventidue, talvolta a trentadue, a letto con loro, dico che lo tolgano da lì. E non solo dal letto, ma dalla relazione così stretta. Dico loro che siamo già in ritardo, che il bambino ha ormai tantissimi problemi. Quando faccio una sessione di terapia familiare e la figlia è seduta in un angolo col padre e il figlio dall'altra parte con la madre, il problema risulta immediatamente evidente. In questo caso non faccio nessuna analisi. Prendo il figlio e gli dico: "Lascia stare la mamma, che sei diventato un uomo ormai, vai dal babbo" e alla figlia dico "vai tu dalla mamma". Gridano: "Non voglio", ma io lo impongo loro. Questo avviene quando si effettua un rapido "intervento familiare". Ne ho fatti moltissimi quando ero a Londra, non c'era tempo per la terapia. Poi dico al padre: "Che cosa le piace? Il calcio? La pesca? Porti con sé anche suo figlio qualche volta, che non c'è mai stato. Può portarlo anche un po' al lavoro, per fargli vedere che lavoro fa il babbo". Lo stesso con la figlia e la madre. Per riuscire a rompere questo legame incestuoso, questo attaccamento, perché vadano oltre nella vita e si leghino anche ad altre persone.

Il danno fatto si può migliorare: i genitori possono cambiare varie cose. Inoltre altre persone e altre relazioni giocano un ruolo importante: zii, parenti, fratelli e sorelle in genere aiutano a correggere le negatività causate dalla madre. La scuola, in misura minore, anche se il bambino può incontrare un ottimo insegnante o un buon amico. Certo, dopo l'avere una buona madre, la cosa migliore è riuscire a trovare un buon compagno o compagna, ma la difficoltà nel riuscirci sta nel fatto che se uno è un po' disturbato si accoppierà con una persona altrettanto disturbata! E' un percorso standard! Non è possibile che una persona psicologicamente matura si metta con una immatura. Non è possibile che l'immaturo sposi il maturo, a meno che il primo non sia in fase di maturazione o grazie alla terapia o ad altri eventi della vita. I figli possono aiutarci a cambiare? Se hanno preso anche aspetti positivi dalla madre e se anche i genitori sono disponibili a farlo. Molti ragazzi fanno una sorta di terapia ai genitori. A mano a mano che crescono, intervengono e visto che abbiamo bisogno del loro amore, siamo disposti a cambiare. Ricordo che mia figlia mi rimproverava, da molto piccola tra l'altro: "Perché ti sei comportato così con la mamma? Perché le hai urlato?". Non voleva sentirne. "Non litighi anche tu con le tue amiche a scuola?". "Si, ma la mamma...". Dopo ci ripensi...

Altre cose che possono aiutarci a cambiare sono le doti che ciascuno di noi ha, che ci aiutano a sviluppare la sicurezza in noi stessi. Può darsi allora che uno non abbia preso niente da sua madre ma che sia bravo nel salto in alto: questo provocando l'ammirazione degli altri, fa crescere la sicurezza in sé stesso. Il lavoro in genere, se è qualcosa di creativo, ci mette a confronto con tanti aspetti e può riempire dei vuoti, aiutarci a sviluppare la sicurezza in noi stessi che non abbiamo acquisito da nostra madre. Il divenire un buon medico, avvocato, sarto, calzolaio, una buona madre in grado di crescere bene due figli, aiuta molto la sicurezza in noi stessi.

L'altro modo è la psicoterapia, che è abbastanza difficile, perché è difficile trovare un buon terapeuta comunque anche piccole cose possono aiutare molte persone. Quello che ripeto da anni è che l'aiuto migliore consisterebbe in lezioni di vita tenute a scuola. Che si formassero gruppi di donne incinte e in seguito di giovani madri per i primi sei mesi almeno. A Londra, dove venivano da me una volta alla settimana e discutevamo queste cose, i risultati erano sorprendenti: lo vivevamo di persona, non era una lezione. I loro figli si ammalavano di meno, andavano meglio a scuola, le madri diventavano madri migliori, spesso migliorava anche la qualità dei loro matrimoni. Per rendere questo lavoro ancora più fruttuoso bisognerebbe continuare con lezioni di vita a scuola, sin dalla scuola materna. Perché lì impariamo un sacco di cose inutili, ma non impariamo a vivere, a instaurare relazioni, come sposarsi, come scegliere il lavoro giusto, il compagno o compagna giusti, gli amici. Se questo si mettesse in pratica, ne trarremmo un enorme giovamento in seguito, dopo la fine del liceo e ne vedremmo i risultati almeno nella generazione successiva. Credo che un giorno questo sarà una realtà, ma non so quando. Esistono per ora movimenti sporadici, in Russia per esempio, sono state create scuole per i genitori. In passato nessuno vedeva il bisogno di apprendere certe cose, non riuscivano a capire: oggi ci vanno in molti. Ieri è venuto da me il figlio di un uomo molto famoso, che essendo caduto nella droga si era recato in America per disintossicarsi. Hanno chiesto anche al padre di andare là per fare terapia familiare e quest'ultimo si era mostrato contrariato dal fatto di dover parlare di sé stesso. Alla fine c'è andato e ha imparato. Ha parlato per la prima volta di sensazioni e del conflitto tremendo avuto col figlio.

Adesso le persone iniziano a sensibilizzarsi, leggono, ascoltano, pensano: seguono in televisione varie cose, sia positive che negative. Spuntano anche alcuni presunti esperti e buttano là teorie...Ma il mondo si è svegliato ormai e questo prelude a figli migliori e a matrimoni migliori. Già oggi, nonostante tutti questi divorzi, i matrimoni sono molto migliori che nel passato: tutti credono che le cose vadano peggio perché i divorzi aumentano. Aumentano perché le persone esigono una relazione migliore. Con questo termino per oggi.

DOMANDA: "Volevo chiedere qualcosa a proposito del rapporto madre-figlia nella fase edipica, per le sue eventuali complicazioni e per il distacco.

RISPOSTA: E' un tema difficile da analizzare. E' un problema delicato, per questo ci vogliono quattro-cinque anni di terapia per risolverlo. In sostanza, tutto ha inizio con un allontanamento dalla madre come oggetto sessuale ed una svolta verso un nuovo oggetto eccitatore, che è il padre, al quale sino ad allora non si era data molta importanza. Anche con la mamma c'era un rapporto erotico, ma di tipo più dolce. Le carezze, il tocco dell'uomo è più brutale, cosa che improvvisamente la bambina comincia ad apprezzare, si risvegliano in lei altre sensazioni, vuole queste carezze, scopre un mondo nuovo. Purtroppo per possederlo, bisogna togliere di mezzo la mamma. Questo si manifesta in modi diversi. Con rabbia, sogni omicidi e forte attaccamento al padre. Le piccoline si nascondono nell'abbraccio del babbo e la mamma non la vogliono. Se il babbo si piega, se la mamma diventa aggressiva, questo ha delle ripercussioni nella relazione di coppia. La madre deve accettare il fatto che la ragazzina stia passando per questo stadio e quindi che non c'è niente di male se di tanto in tanto si dimostra amorosa anche con lui. In ogni caso, in futuro, è con uomini che vivrà. Molte donne non riescono ad accettarlo e si attaccano alle figlie: con i modi più svariati non le lasciamo andare dal padre. In questo modo creano o lesbiche o donne aggressive con la madre in seguito. Quello che è certo è che avranno difficoltà nell'avvicinarsi all'uomo. Più tardi la bambina inizia ad avere anche sensi di colpa e abbandona temporaneamente il padre come oggetto sessuale. Desessualizza la relazione, la sua sessualità inizia a diminuire, e verso i cinque-sei anni, periodo in cui va a scuola, la sostituisce con la curiosità, con la conoscenza. Invece di pensare che fanno a letto il babbo e la mamma impara la geografia...In gran parte la curiosità di sapere che fanno i genitori è un importante incentivo alla conoscenza.

DOMANDA: Quando un bambino di quattro anni chiede che cos'è il sesso, che approccio possiamo avere alla questione?

RISPOSTA: Non chiedono in genere che cos'è il sesso. Chiedono come nascono i bambini.

DOMANDA: Ho sentito bambini chiedere alla mamma che cos'è il sesso.

RISPOSTA: Probabilmente l'ha sentito alla televisione.

DOMANDA: Come lo presentiamo in ogni caso?

RISPOSTA: Affrontiamo l'argomento con loro in modo normale. S'intende che è un po' difficile e ci sono ottimi libri a proposito. Mia moglie, per nostra figlia usava un'enciclopedia che analizzava anno per anno cosa è giusto dire ad un bambino. So che è stata tradotta in varie lingue. Uno deve cercare di raccontarlo come una favola: una sera il babbo e la mamma si sono amati, hanno deciso di abbracciarsi e di fare un bambino. Ma la furbetta di mia figlia voleva saperne di più. "Insomma il bambino come viene?". Uno replica: "La donna ha un ovetto e l'uomo un piccolo spermatozoo". E quella insiste: "E come entra lo spermatozoo, dalla bocca?". Dico io: "Chiedilo alla mamma!", che è anche un medico. Il giorno seguente, mentre la madre l'accompagnava all'asilo glielo chiese e lei le disse: "Perché non lo chiedi al babbo?". Fino a che, ad un certo punto ho dovuto spiegarglielo. In genere la domanda successiva del bambino è: "Una volta sola l'avete fatto?". La difficoltà sta proprio nel fatto di dire che uno lo fa molte volte e che è piacevole.

Questo è il motivo per cui lo facciamo. Ed è facile anche che ti dica: "Perché non lo faccio anch'io allora?". Tutte queste cose, le chiedono un po' alla volta. Io cercherei di spiegare quello che vedono anche in televisione. Che è così che avviene la riproduzione, che "i grandi quando si amano, si abbracciano e quando si uniscono lo sperma con l'ovulo creano questo essere meraviglioso che sei tu, anch'io e tutti noi". E nel caso che dica: "Perché non farlo anch'io allora?", io risponderei: "Perché il tuo ovulo non è ancora maturo, non puoi fare un bambino ancora. Quando sarai pronta e cresciuta, lo farai anche tu". Quando arriva la domanda fatidica: "Solo una volta l'avete fatto?", bisogna spiegare che ami tua moglie molte volte, ma non fai un bambino ogni volta. A mano a mano che cresce, parlate anche degli anticoncezionali. Già dall'inizio dell'adolescenza, bisogna che il bambino sappia tutto: quando le cose sono dette seriamente e senza vergogna, le accetta come qualsiasi altro tipo di conoscenza.

DOMANDA: Che può significare e che può succedere allo stesso tempo, quando il padre fa dei commenti che riguardano il corpo della figlia, sul fatto che sia apparso il seno per esempio, e come va affrontata la cosa?

RISPOSTA: Qualche commento si può anche fare, dipende dal modo in cui viene fatto. Ci sono anche genitori che carezzano i capezzoli delle figlie mentre commentano come siano ingrossati i seni...Questo è un comportamento incestuoso. Quando poi le ragazze devono parlare di questo fatto, se ne vergognano, si sentono male.

DOMANDA: Il padre fa queste cose?

RISPOSTA: Moltissimi padri lo fanno.

DOMANDA: E che fare in questo caso?

RISPOSTA: Che posso dirle? Queste cose me le dicono ragazze della sua età. Se lo vedo, lo rimprovero. Quando è la moglie a chiederlo, che viene con lui, dico loro che questo è assolutamente da evitare perché le ragazze sono molto sensibili in questo periodo e la relazione con il padre molto forte, per questo si evita di dire e di fare certe cose. Ci sono padri che prendono le figlie, non di due anni, periodo in cui è normale, ma di ventidue anni ancora sulle ginocchia e persino a letto con loro. Sono fatti che non si dicono con facilità, ma succedono molto di frequente. Era mia paziente la figlia di un noto politico. Quando faceva caldo, prendeva la figlia a letto e le si appoggiava dietro, perché diceva che era fresca! In quel momento poteva avere anche un'erezione e la ragazza quando si è sposata non riusciva ad avere rapporti sessuali col marito. La madre che faceva? "Lo sapevo", fa quella, "ma visto che in quel modo si rinfrescava!". Questa è una cospirazione, di cui la mamma è complice...

DOMANDA: E' da questo periodo che i genitori è bene evitino di girare nudi di fronte ai bambini, non è vero?

RISPOSTA: Negli anni sessanta, all'epoca dei Beatles, era di moda stare nudi in casa. Oggi sappiamo con certezza che non dovremmo. Dicono in molti: "In spiaggia ci vede in costume". In spiaggia l'atmosfera è diversa: anch'io posso ammirare un po' il corpo di una donna in spiaggia, ma non mi sento in colpa. Se la stessa donna viene a casa, si toglie i vestiti e rimane solo col costume, l'eccitazione è diversa: lo stesso vale per il senso di colpa. Come abbiamo detto, i bambini hanno sentimenti molto forti per il corpo del padre e della madre. Quindi non giriamo nudi, ma possiamo indossare dei pantaloni corti.

DOMANDA: Vale anche per lo stesso sesso?

RISPOSTA: Anche per lo stesso sesso. I maschietti rimangono sciocchati quando vedono il pene del babbo, con la differenza che c'è...Sono tutte cose collegate tra di loro, per questo è meglio coprirsi di fronte al bambino. Non è facile evitare queste cose da noi, cerchiamo almeno di evitare la completa nudità.

DOMANDA: Ho capito bene o la de-identificazione, la possibilità che il bambino si svincoli da madre e padre è praticamente impossibile?

RISPOSTA: Identificazione...E' indubbio che esista in gran misura sia con la madre che col padre. In genere le ragazze, a seconda anche del rapporto che hanno, si identificano di più con la madre. Quei ragazzi che si identificano più con la madre sono più dolci, persone più femminili, più amichevoli, non necessariamente omosessuali. Con chi ci si identifica è un tema complesso. Dipende dall'intreccio delle relazioni che si sono sviluppate all'interno della famiglia.

DOMANDA: E' reversibile?

RISPOSTA: Che intende? Che il bambino non si identifichi? Non è possibile: con qualcuno si identifica, uno vive la propria vita, cresce, non è che diventi identico. E' naturale che con qualcuno vi siano più elementi di identificazione. Crescendo, il nostro carattere si forma identificandosi con entrambi i genitori in modi diversi.

DOMANDA: Se ti sei identificato con un genitore particolare che non ti piace, prendendone atto, sei in grado di liberartene? Come è avvenuto a me, che credo di avere caratteristiche di mia madre che non mi piacciono.

RISPOSTA: Presa di coscienza...Esattamente questo è ciò che facciamo in terapia. Aiuta ad avere le cose sotto controllo e spesso anche a cambiarle. Dipende sempre da quanto uno è maturato durante il primo anno. Più maturo sei, più cose sei in grado di cambiare crescendo, più giustamente puoi scegliere, più libero puoi essere. Per questo spesso definiamo la terapia "liberazione". Non è possibile comunque cambiare completamente. Vedo che più invecchio e più divento uguale a mio padre. Anche nell'espressione del volto inizio ad assomigliargli, nei movimenti e via dicendo...nonostante il fatto che abbia fatto anni di terapia. Non cerco di cambiare, ho semplicemente accettato la situazione. Se uno è immaturo, non può cambiare le cose: ha bisogno d'aiuto, sia di terapia che di tempo. Altrimenti, solo con la volontà personale, può anche darsi che uno ottenga il risultato opposto. E' sicuro che con una presa di coscienza si può riuscire a cambiare alcune cose: non diverremo comunque mai opposti ai nostri genitori.

DOMANDA: L'ordine di nascita ha una qualche influenza?

RISPOSTA: Certo che ce l'ha. L'ottanta per cento dei primogeniti presenta disturbi all'arrivo del secondo. Di questi circa la metà permangono per il resto della vita. Questo non significa che uno sia matto da legare! Un trauma riguarda il primo anno, quando inizi a capire che la mamma non è al cento per cento tua. Il secondo è quando nasce il fratello e la perdi. Il terzo, quando capisci che la perdi a causa del babbo. All'improvviso, mentre pensavi che la mamma fosse tua, ti rendi conto che quel tizio che arriva la sera ha altri diritti: ti senti allora tre volte respinto! Per questo i primogeniti hanno il maggior numero di problemi: gli altri, da lì in poi, vengono meno influenzati, anche perché la loro rivoluzione la fanno con i fratelli. In altre parole, una ragazzina che è terza o quarta può darsi che abbia anche un fratello maggiore, che sostituisce il padre, come figura. Ma il primogenito? Avevo la mamma, mi dicono che c'è anche il babbo nel mezzo, poi è arrivato anche l'altro! Dipende inoltre anche da come ciascuno si comporta. I figli successivi al primo hanno comunque in genere problemi edipici meno forti. Nel primo figlio sfoghiamo anche tutti i nostri disturbi nevrotici, consapevoli o meno, tiriamo fuori quello che abbiamo dentro. Dal secondo in poi ci siamo annoiati un po' e lo lasciamo in pace. Per questo, in genere, i secondogeniti sono più calmi.

DOMANDA: E i figli unici?

RISPOSTA: I figli unici hanno un problema edipico maggiore che si portano dietro per anni. D'altronde oggi quando parliamo di figli, parliamo di figli unici: in Italia, la media di figli per famiglia è di 1,1.

DOMANDA: E quando il figlio unico è da famiglia monogeitoriale, come me che sono separata e ho un figlio?

RISPOSTA: E' una delle problematiche attuali, quello delle famiglie monogenitoriali, che sono moltissime, oltre a figli di secondi matrimoni. Non necessariamente hanno problemi seri: se esiste una figura paterna, se il bambino non si sente abbandonato dal padre e ha invece una buona relazione con lui; se la madre non lo prende a letto con sé, se non gli dà la sensazione che sia lui l'uomo della sua vita. Questo avviene spesso: consiglio alle mamme di uscire, di trovarsi un amante, ma di non attaccarsi al figlio che non ha nessuna colpa. Altrimenti i bambini sono elastici, a patto che non facciamo noi molti errori: si adattano alle situazioni. D'altro canto tutti cresciamo con qualche problema. Un fattore importante della maturazione consiste proprio nell'accettarti per quello che sei. Certamente provo a cambiare, senza però accusarmi continuamente per quello che sono. Avrei voluto essere diverso, ma sono così. Alcuni provano anche invidia nel vedere gli altri che sono diversi.

DOMANDA: Noi, in paese, non avevamo maschi, c'erano solo bambini e femmine.
RISPOSTA: In passato era così dappertutto. Ha a che fare con i sogni che avevano i genitori. Il

padre si aspettava un maschio per l'Impero e credeva di non essere abbastanza uomo lui per fare un maschio o che la moglie non fosse all'altezza. Moltissime donne che vengono a fare psicoterapia mi raccontano che il loro padre non è andato neanche all'ospedale alla loro nascita, appena saputo che si trattava di una femmina, ed ha aspettato circa sei mesi prima di vedere la figlia. Il bambino si sente respinto, specialmente se anche la madre si sente così. Certamente i fattori sociali giocano un ruolo fondamentale nella posizione del maschio e della femmina.

DOMANDA: Quale bambino matura più facilmente, quando è primogenito, il maschio o la femmina?

RISPOSTA: Normalmente le femmine maturano prima dei maschi. I maschi sono in genere persone più squilibrate. Anche fisicamente, non sono resistenti come le donne: è il sesso debole. Le donne vivono dieci anni di più, non si ammalano di malattie gravi, non si suicidano. Fra le donne ci sono cento tentativi di suicidio, tra gli uomini venti. Degli uomini ne muoiono nove, delle donne una. Sono più forti ed è così che deve essere, sono loro che trasmettono la vita. Noi uomini siamo una sorta di parassiti, solo stimolati dal piacere, affinché ci sia scelta nei geni. Questo è lo scopo dell'uomo. In un gran numero di specie animali, il maschio non c'è, ci sono solo femmine che si autofecondano. E da come sembra, si sta già venendo a creare un nuovo genere; le donne saranno in grado di riprodursi tra di loro. Non so che ne faranno di noi!

DOMANDA: Se vede durante uno dei suoi seminari, una persona che intende sposarsi, può capire il suo grado di maturità?

RISPOSTA: Il pubblico ride con quello che ha chiesto, ma ridono anche di me perché lo dico anch'io! Tutti i miei pazienti, soprattutto quelli istruiti, hanno imparato a portarmi i loro "candidati", perché io li veda...

DOMANDA: Fa previsioni?

RISPOSTA: Se conosco bene uno dei due, certamente sono in grado di capire come sarà il matrimonio. Quelli che ho visto e ai quali avevo detto di lasciar perdere, di ridiscutere alcune cose e che si sono sposati, si sono separati dopo sei mesi. A quelli ai quali avevo detto "che Dio vi aiuti", "il matrimonio è una cosa difficile, ma non vedo niente che possa ostacolare questa vostra scelta", vanno in genere bene. Quindi la maturità e soprattutto l'immaturità si possono prevedere di sicuro. Quando due persone hanno già dei problemi, si può essere sicuri al cento per cento che ne creeranno anche dopo.

EPILOGO

Concluderemo questa serie di conferenze menzionando brevemente la diagnosi e la terapia dei disturbi del periodo infantile.

In psichiatria e psichiatria infantile, a seconda delle opinioni teoriche dei vari medici abbiamo due tipi di criteri diagnostici:

1) La diagnosi descrittiva verte soprattutto sui sintomi che il bambino manifesta e propone una tabella diagnostica, come avviene in tutti i campi della medicina: per esempio autismo, sindrome di Aspergev, psicosi, ritardo mentale, disturbi del sonno, disturbi alimentari o di comportamento, malattie psicosomatiche etc.. Sulla base della di-

agnosi si stabilisce un programma terapeutico, che può consistere in farmaci, in un trattamento mirato, in consultazioni con i genitori o nell'utilizzo di centri specializzati. Questo approccio medico diagnostico è giusto soprattutto per i casi più seri, ma zoppica per via del fatto che non tenta di trovare, o non riesce a trovare, le cause che stanno alla base di molti di questi disturbi, che in genere non hanno un'eziologia organica. Al contrario:

2) L'approccio diagnostico psicodinamico-evolutivo analizza i sintomi, ma tenta anche di vedere le cause sottostanti che sono di solito inconsce sia nel bambino che nei genitori.

Abbiamo già accennato ai problemi che vengono a crearsi quando il bambino passa per le varie fasi evolutive, e all'influenza che ha il comportamento dei genitori nel periodo in cui il bambino cresce all'interno della famiglia. La maggior parte dei cosiddetti disturbi più leggeri sono proprio dovuti a queste influenze. Allora in casi rari la terapia può essere farmacologica, ma sarà principalmente di tipo psicoterapeutico. A seconda del caso, può darsi che ci sia bisogno di terapia individuale del bambino (specialmente se un po' più grande), e soprattutto di terapia familiare e azione consultiva dei genitori. Questi interventi psicoterapeutici, a volte rapidi, a volte di lunga durata sono di solito molto efficaci e soprattutto, poiché affrontano le cause dei problemi, sono radicali e significativi per il corso della vita futura del bambino e della famiglia. La maggior parte di questi problemi evolutivi dei bambini sono dovuti, come ho sottolineato ripetutamente, alle influenze della vita familiare.

Spero sia stato compreso che non ritengo che la maggior parte dei genitori siano dei "cattivi genitori". Quasi tutti vogliono il bene del proprio figlio, ma fanno spesso errori dovuti all'ignoranza o all'influenza inconscia interiorizzata dei propri genitori. Molti degli errori o delle difficoltà che ci troviamo ad affrontare, sia figli che genitori, sono, se guardiamo da un punto di vista più ampio, nient'altro che il risultato della nostra civiltà. Il percorso culturale dell'uomo dallo stato selvaggio, animale sino all'odierno livello di civilizzazione ci ha offerto moltissimi ed importanti benefici. Protezione da catastrofi naturali, dal dolore, dalla malattia col progresso della medicina: ci ha allungato la vita media, ha creato leggi e organizzazioni sociali, ha contribuito enormemente all'evoluzione mentale e allo svago con i libri, le arti e con gli altri prodotti della nostra civiltà che a volte diamo per scontati.

Purtroppo, contemporaneamente, ha avuto come effetto collaterale la soppressione degli istinti e del modo di vivere naturale come lo osserviamo negli animali. Nello specifico, è la soppressione della sessualità che ha creato, insieme alle altre cause che abbiamo accennato, le nevrosi e spesso l'aumento dell'aggressività, soprattutto tra di noi.

E' quello che Freud descrive dettagliatamente nel noto libro *Das Unbehagen in der Kultur*[18], uno dei testi più importanti mai scritti, a mio avviso. Quindi, dato che siamo civilizzati, abbiamo tutti qualche problema, chi più, chi meno. Per questo non sono solo le famiglie, ma tutte le società che incon-

---

[18] Il libro, scritto nel 1929, fu pubblicato nel 1930. La prima edizione italiana Il *Disagio della civiltà* è stato pubblicato da Scienza Moderna, Roma, 1947.

trano difficoltà nelle relazioni politiche, economiche e sociali.

Indice

INTRODUZIONE

PRIMA CONFERENZA, geni e ambiente o natura e genitori

L'embrione: *ecce homo*
Il mutamento dei geni
Il trauma della nascita
Il ruolo del padre

SECONDA CONFERENZA, il primo anno di vita: la fase orale

Il neonato panteistico
La pelle e i nostri confini
Mi accarezza, dunque esisto
La madre lavoratrice
La mamma e il rock
Il bambino è il padre dell'adulto
Separazione e individualizzazione

TERZA CONFERENZA, il secondo anno di vita: il periodo anale

La fase anale
Sottomissione e anarchismo
L'allegro bambino maturo

La fase fallica-Il bambino e il sesso

QUARTA CONFERENZA, terzo-sesto anno di vita: la fase sessuale ed edipica

Depressione
La fase sessuale

EPILOGO

www.ingramcontent.com/pod-product-compliance
Lightning Source LLC
Chambersburg PA
CBHW030610220526
45463CB00004B/1241